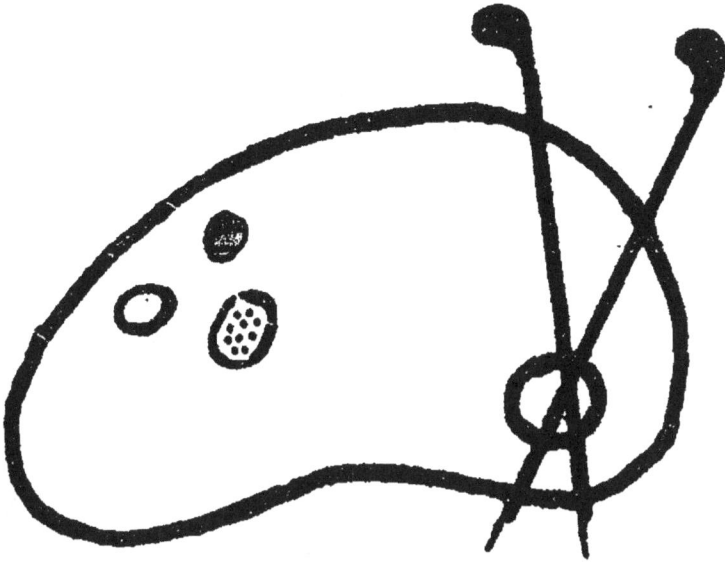

Couvertures supérieure et inférieure
en couleur

LES
MICROBES

PAR

ROGER DES FOURNIELS

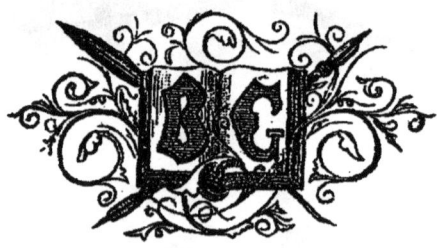

PARIS

LIBRAIRIE BLÉRIOT

HENRI GAUTIER, SUCCESSEUR

55, QUAI DES GRANDS-AUGUSTINS, 55

Paris. — Imprimerie G. Rovera et Cie, rue Cassette, 4.

LES MICROBES

DU MÊME AUTEUR

Pour recevoir chacun de ces ouvrages franco, il suffit d'en envoyer le prix en mandat-poste ou en timbres, à M. HENRI GAUTIER, éditeur, 55, quai des Grands-Augustins, à Paris.

ANGERS, IMP. BURDIN ET Cⁱᵉ, RUE GARNIER, 4.

LES
MICROBES

PAR

ROGER DES FOURNIELS

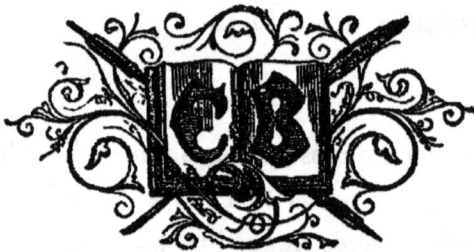

PARIS

LIBRAIRIE BLÉRIOT

HENRI GAUTIER, SUCCESSEUR

55, QUAI DES GRANDS-AUGUSTINS, 55

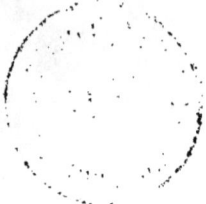

LES MICROBES

Un matin du mois d'octobre de l'année 1869, une voiture armoriée, toute poudreuse, attelée de deux vigoureux percherons, s'arrêtait devant la vieille grille d'une non moins vieille maison de campagne de la Brie.

Un homme mis à la dernière mode, sanglé dans sa jaquette comme une femme dans son corsage, en descendit.

Il se retourna lorsqu'il eut mis pied à terre, examina ses chevaux et, s'adressant au cocher.

— Ils ont bien chaud ! Donnez-leur un bon coup de bouchon, Baptiste, et, pour rentrer à l'écurie, passez par derrière, par les communs.

Puis il ajouta en lui-même :

— Pauvres bêtes ! c'est probablement la dernière fois qu'elles me traînent.

De sa main gantée de peau de chien, il tapa sur la croupe fumante d'une des belles bêtes et ôtant son gant tout mouillé, le jeta dans la voiture en recommandant à son domestique de prévenir Joséphine que Monsieur avait laissé un gant à nettoyer dans la calèche.

L'équipage s'éloigna au pas, faisant crier le sable des allées, et le vicomte d'Albert se dirigea vers la maison.

la porte, il se heurta à Joséphine, la femme de chambre.

— Où est Madame, dit-il ?

— Dans la chambre de Mademoiselle, monsieur.

— Eh bien ! montez lui dire que j'arrive de Meaux et que je la prie de descendre à la bibliothèque.

Joséphine revint sur ses pas et pendant qu'elle allait s'acquitter de la commission dont on l'avait chargée, le vicomte passa dans l'élégant boudoir qui lui servait de cabinet de travail.

Il s'assit devant sa table et, en attendant sa femme, se prit à réfléchir.

La porte s'ouvrit brusquement.

La vicomtesse parut, très pâle, un peu tremblante, mais cependant assez ferme.

Son mari releva la tête, et tandis qu'elle s'arrêtait à quelques pas de lui, attendant qu'il rompît le premier le silence, il lui jeta brutalement au visage ce mot, cruel pour tous, mais terrible pour ceux qui n'ont jamais eu à supporter la moindre privation :

— Nous sommes ruinés !

La jeune femme ne répondit pas.

— Vous prenez la chose avec philosophie, ajouta le mari ; au fait, vous avez raison ; quant à moi, je ne sais si je pourrai vivre sans mes chevaux, mes chiens et mon cercle, mais j'essaierai.

La vicomtesse, toujours impassible, semblait une statue de la Résignation.

Son mari continua:

— J'étais à six heures, ce matin, chez Berner; son étude était vide, nous avons pu causer.

Il croit qui si je trouvais à emprunter quelques milliers de francs, je pourrais, en achetant des Suez, réaliser au bout de quelques années de beaux bénéfices qui balanceraient la débâcle d'aujourd'hui... Acheter! Acheter! c'est très joli, mais pour acheter il faut de l'argent, et en trouver n'est pas facile.

Ici, la terre est grevée d'hypothèques; la maison sert de garantie à Berner pour les quelques avances qu'il a bien voulu me faire...

— La maison? reprit avec une douloureuse surprise Mme d'Albert

— Oui.

— Et que devez-vous au notaire?

— Oh! une bêtise, soixante-cinq mille francs.

— Alors, où logerons-nous?

— Mais, je ne suppose pas que Berner songe à nous mettre à la porte.

— Il faut s'y attendre, et prendre ses précautions en conséquence.

— Vous irez passer quelque mois dans votre famille, et je chercherai, pendant ce temps, s'il ne m'est pas possible de regagner ce que j'ai perdu.

— N'y comptez pas...

Elle s'arrêta brusquement; elle avait un reproche sur les lèvres, mais elle ne voulut pas le laisser échapper.

— Voudrez-vous faire demander à M. Berner les arrérages de ma pension? dit-elle. Je partirai demain pour Vannes.

M. d'Albert eut un mouvement d'impatience, il hésita et dit enfin avec un amer sourire:

— Vos trente mille francs ! Il y a longtemps qu'ils sont mangés ! si vous en aviez eu davantage, nous ne serions pas où nous en sommes.

Ce reproche, souverainement injuste, et le ton sur lequel il était fait, froissèrent profondément la jeune femme.

Elle ne répondit pas cependant, mais sortit du cabinet sans plus attendre.

Son mari, lorsqu'il fut seul, se mit à écrire.

Il chargea son notaire de lui trouver acheteur pour ses écuries et fit dans sa tête un plan très simple de la nouvelle vie qu'il allait mener.

Ses chevaux, sa calèche et son cab lui donneraient bien une vingtaine de mille francs, peut-être moins : mettons quinze.

Cela lui suffirait pour vivre trois ou quatre mois et tenter de nouveau la fortune.

S'il était heureux, et il le serait, sa femme, douce créature, oublierait vite le passé et reviendrait près de lui.

Il l'aimait au fond, mais il la trouvait trop attachée à toutes les pratiques de dévotion dont on lui avait bourré l'esprit à son pensionnat du Grador.

Donc, il gagnerait et la vie d'autrefois recommencerait ; mais, par exemple, il ne jouerait plus ; il se bornerait à satisfaire ses goûts équestres, chasserait, irait aux courses et déserterait complètement le tapis vert.

Et s'il perdait ?

Ce formidable point d'interrogation se dressa devant lui.

D'abord, il ne perdrait pas, la veine lui reviendrait certainement, et puis, enfin, s'il perdait, il serait toujours temps d'aviser.

Le plus pressé était de faire de l'argent.

Pendant que le vicomte d'Albert arrangeait ainsi son existence, en égoïste qu'il était, ne se préoccupant que de lui, sa femme, le cœur gros, les yeux gonflés de larmes, était remontée dans ses appartements.

Elle avait habillé elle-même sa petite Marie, et, pendant que ses mains tressaient la blonde et abondante chevelure de l'enfant, son esprit l'avait transportée au fond de cette Bretagne qu'elle avait quittée pleine d'espoir et de bonheur, il y avait à peine six ans, et qu'elle allait revoir à travers un voile de larmes.

La vie monotone de la province ne l'effrayait pas, au contraire ; elle aimait le calme et la paix qui fuient les grandes villes, et qu'on ne trouve que loin de Paris. La misère ne lui faisait pas peur ; si son père, qui, pour la marier, avait tout vendu, tout donné, sauf la maison de famille des *Quatre-Vents*, n'avait pas de quoi la nourrir, elle travaillerait ; elle se sentait pleine de courage, et, pour gagner sa vie et celle de sa fille, rien ne la rebuterait.

Lorsque la toilette de l'enfant fut achevée, la vicomtesse fouilla ses tiroirs ; elle prit le seul billet de banque qu'elle eut en sa possession — il était de cinq cents francs, — et le mit dans son porte-monnaie ; puis elle fit un petit paquet de tous ses bijoux, et les déposa dans une chapelière dont elle avait la clef.

Mais une pensée qui lui traversa l'esprit la fit revenir subitement sur sa première idée ; elle rouvrit la malle, retira les bracelets, les broches, les boucles de diamants et remit le tout où elle l'avait pris.

— Si nous avons des dettes, il faudra bien les payer, s'était-elle dit, et s'il n'y a pas d'argent, on prendra tout cela ; l'emporter serait voler les créanciers.

Elle eut cependant un geste de douloureux regret en fermant son tiroir ; puis, pour se donner du courage, elle embrassa sa fille et jeta un long regard vers le crucifix d'argent suspendu près de son lit.

Jusqu'à l'heure du déjeuner, Mme d'Albert fit ses malles; elle triait avec soin, n'emportant que le strict nécessaire, laissant le reste aux créanciers qui ne manqueraient pas de se présenter.

Lorsque Joséphine vint frapper à sa porte et lui dit: « Madame est servie », la vicomtesse avait fait son sacrifice et il lui tardait de partir.

Dans la grande salle à manger, trois couverts étaient mis; Baptiste, la serviette sous le bras, attendait.

La jeune femme s'assit, fit asseoir sa fille; puis, comme son mari n'arrivait pas, elle se retourna vers le domestique.

— A-t-on prévenu Monsieur ?

— Oui, madame !

— Allez une seconde fois frapper à la porte de son cabinet et dites-lui que nous sommes à table.

Baptiste allait obéir, lorsque le vicomte entra.

Il avait l'air très gai.

— Bonjour, père ! s'écria la petite Marie en repoussant sa chaise et en courant vers son père. As-tu bien dormi ?

— Bonjour, Bébé ! répondit M. d'Albert en donnant à l'enfant une petite tape amicale.

Le déjeuner commença dans le plus complet silence; on n'entendait que le bruit de l'argenterie sur les faïences, les allées et venues du domestique, et quelquefois un mot de Bébé, résonnant subitement avec les éclats d'une note fausse.

Au dessert, Mme d'Albert dit à Baptiste qu'il pouvait se retirer, et, lorsqu'il fut sorti, elle regarda fixement son mari, qui avait fait avec de la mie de pain une sorte de petite toupie qu'il faisait tourner sur la nappe, et lui dit :

— Georges, je pars ce soir !

— Ah ! vous êtes bien pressée !

— A quoi bon tarder plus longtemps? Après ce que vous m'avez dit ce matin, il importe que je me dirige vers la Bretagne, le plus rapidement possible.

— C'est assez juste; mais bon gré mal gré, vous devrez attendre deux ou trois jours, le temps de vendre les écuries : je n'ai pas d'argent à vous donner pour le moment.

— Je n'en ai pas besoin.

— Vous en avez ?

— Oui.

— Beaucoup ?

— De quoi faire mon voyage.

— C'est différent ! Alors, vous partez ce soir ?

— Si vous n'y voyez pas d'autre inconvénient.

— Mon Dieu non, je suis absolument de votre avis ; à quoi bon tarder ? Que feriez-vous ici ?... J'irai vous conduire à Paris, vous y pourrez prendre le train de huit heures du soir, vous serez à Redon demain au jour, et dans la matinée, à Vannes... Cependant, il faudrait au moins prévenir votre père...

— C'est inutile, il ne sera pas surpris de me voir ; depuis plusieurs mois, il sait que la ruine nous menace ; mon arrivée lui apprendra que la catastrophe a eu lieu; dans une lettre, ce serait beaucoup trop long à expliquer.

— Comme il vous plaira... A quelle heure voulez-vous partir ?

— Mais de façon à prendre à Meaux le train de trois heures.

— Il en est onze; en partant à midi, cela sera très suffisant. L'heure vous convient ?

— Parfaitement.

Ils quittèrent la salle à manger, le vicomte donna ses ordres à Baptiste, et sortit pour fumer un cigare, pendant que sa femme allait mettre la dernière main à ses préparatifs de départ.

Joséphine, sur l'ordre de sa maîtresse, l'avait suivie dans sa chambre.

— Je pars pour la Bretagne, lui dit Mme d'Albert, et je ne sais trop quand je reviendrai ; j'aurais voulu vous prévenir plus tôt, mais c'est une détermination que nous avons prise ce matin même. Je vais vous payer vos huit jours, et vous pourrez chercher dès aujourd'hui une autre place.

— Comment, Madame part comme ça ' reprit la soubrette en simulant l'étonnement, j'espère qu'il n'est pas arrivé un malheur dans la famille de Madame.

— Non, pas précisément.

— Je regrette beaucoup, pour Madame, que Madame ait pris aussi rapidement cette détermination, ça va joliment faire causer les gens du pays ! Le boulanger disait justement l'autre jour que Monsieur..

— Tenez, Joséphine interrompit la vicomtesse, je vous dois, y compris vos huit jours, un demi-mois complet, voici vingt francs...

— Je vous remercie, madame. Madame veut-elle me permettre d'embrasser Mademoiselle ?

— Très volontiers. Mimi, embrasse Joséphine.

L'enfant se laissa faire, puis revint s'asseoir sur le tabouret du haut duquel, depuis le déjeuner, elle observait tous les mouvements de sa mère.

Sa petite physionomie exprimait la tristesse et l'étonnement. Elle comprenait que quelque chose d'extraordinaire se passait autour d'elle, mais ne s'expliquait pas ce dont il s'agissait.

L'Angélus sonna à l'église de Crouy, la paroisse voisine.

Mme d'Albert, fiévreuse, mit son chapeau, s'enveloppa dans un épais tartan, donna un dernier coup d'œil à la toilette de sa fille et, la prenant par la main, l'entraîna sans oser regarder autour d'elle.

Le vicomte était dans son cabinet ; il achevait son cigare et sup-
putait le gain qu'il pourrait réaliser le soir même, à son cercle de la
rue de Trévise, en risquant les quatre ou cinq louis qu'il avait encore
dans son tiroir.

— Déjà prêtes ! s'écria-t-il lorsqu'il vit entrer sa fille et sa femme.

— Il est plus de midi, répondit celle-ci, qui se soutenait à peine ;
du reste, la voiture attend.

— Je suis à vous, donnez-moi le temps d'ôter ce coin-de-feu.

— Attendez !...

Elle fit un violent effort, et reprit :

— Ne venez pas à Paris, Georges ; ce serait prolonger plus longtemps le supplice. Je ne sais si vous cachez sous votre perpétuel sourire une douleur pareille à la mienne, mais je vous déclare que je
n'aurais pas la force de garder plusieurs heures encore mon impas-
sibilité.

Georges ne répondit pas, mais baissa les yeux.

— Lorsqu'il y a six ans, continua-t-elle, j'entrai ici, à votre
bras, M. d'Albert, votre père, qui nous y reçut, croyait comme moi que
notre bonheur serait de plus longue durée ; il n'est plus là, Dieu lui
a épargné la douleur de voir sa vieille maison vendue par autorité
de justice... Il est bien heureux !

Le vicomte fronça le sourcil.

— Je ne vous fais pas de reproche, Georges, je constate un fait...
Vous m'avez dit ce matin que vous vouliez reconstituer votre fortune,
la nôtre (elle appuya sur ce mot), c'est votre devoir. Faites-le honorablement ; travaillez, et le jour où vous pourrez nous recevoir, dites
un mot, et nous reviendrons.

Mais croyez-moi, mon ami, plus de spéculations ; n'allez plus à la
Bourse ; vous y avez rencontré la ruine, n'allez pas y chercher le
déshonneur !

1.

— Mais enfin, Louise !.. rien ne vous autorise à me parler ainsi. J'ai été malheureux, cela peut arriver à tout le monde ; la situation est grave, mais elle n'est pas désespérée.

Ayez confiance en moi ; dans quelques semaines, au mois de janvier, j'irai vous porter vos étrennes et celles de Bébé.

— Je vous écrirai demain pour vous donner des nouvelles de notre voyage, adieu.

La vicomtesse poussa la petite Marie dans les bras de son père. Celui-ci l'embrassa sans grande émotion ; puis, laissant l'enfant pour la mère, il tint un instant sur son cœur la frêle créature que sa passion pour le jeu chassait du domicile conjugal.

Il l'avait bien aimée, il l'aimait bien encore ; mais lorsqu'il se trouvait devant une table de baccarat, il l'oubliait totalement.

C'était la cause de son malheur.

Depuis que la situation était devenue difficile, et il y avait de cela un an environ, Georges d'Albert, tout à ses préoccupations d'argent, n'avait plus une seule fois embrassé sa femme. Elle avait cruellement souffert de l'abandon dans lequel son mari l'avait laissée, mais elle avait offert à Dieu toutes ses tristesses ; et après avoir vainement essayé de le ramener à elle, Louise avait cherché dans l'affection de sa fille un baume qui pût calmer les douleurs dont son cœur d'épouse était abreuvé.

Aussi, lorsqu'elle sentit battre contre sa tempe les lèvres de celui auquel elle avait lié sa vie, lorsque sur son front elle sentit son baiser, une détente se produisit dans tout son être, et des larmes brûlantes s'échappèrent de ses yeux.

— Ne pleurez pas ainsi, Louise, dit doucement le vicomte : on croirait que nous ne devons plus nous revoir ! Allons, bon courage, les mauvais jours passeront et vous reviendrez ici, la tête haute et la joie au cœur.

— Dieu vous entende !... Tenez, j'ai tout oublié; je me sens pleine
de force et de courage. Voulez-vous que je reste? nous irons nous
cacher à Paris, nous travaillerons tous les deux, nous vivrons pau-
vrement, mais réunis, le voulez-vous ?... Je donnerai des leçons, vous
entrerez dans quelque ministère : par vos amis, ce sera facile... et
c'est encore la vie heureuse, la vie d'autant plus douce qu'elle serait
toute de travail, d'amour et d'honneur... Dites, Georges, le voulez-
vous?

D'une main tremblante elle avait défait à demi les brides de
son chapeau.

— Vous êtes folle, Louise! cette vie vous tuerait au bout de quelques
semaines, et je veux que vous viviez; vous céder serait une faiblesse
de ma part, il faut que vous partiez! Allez passer la fin de l'année en
Bretagne! Au mois de janvier, je vous l'ai dit et je vous le répète,
j'irai vous retrouver et, s'il le faut absolument, eh bien! nous aviserons.

Mme d'Albert ne répondit pas, elle comprit que l'égoïsme de
Georges étouffait en lui tout autre sentiment : la pauvreté lui faisait
peur; elle n'insista pas, et, se reprochant presque ce qu'elle quali-
fiait déjà de faiblesse, elle alla devant la glace, ajusta coquettement
son chapeau et, avec un sourire forcé, elle revint vers son mari, lui
tendit la main, et dit :

— Alors, à bientôt !

Le vicomte, un instant troublé, retrouva toute sa bonne humeur, et
ce fut presque gaiement qu'ils arrivèrent au perron, devant lequel la
calèche attendait.

Les domestiques étaient là, le départ de Madame avait transpiré.
et dans les yeux des gens de l'office se lisait une maligne curiosité,

La vicomtesse passa fière devant eux, répondit avec froideur aux
souhaits de bon voyage qui lui étaient adressés et, après avoir aidé sa
fillette à monter en voiture, s'assit à côté d'elle.

— Et la malle ? dit M. d'Albert, qui songeait à tout.

— C'est juste, reprit Louise avec un sourire de tristesse.

Elle redescendit de voiture et donna ses ordres, les derniers.

Un garçon d'écurie, précédé de Joséphine, monta dans la chambre à coucher et redescendit, portant sur ses épaules carrées une lourde chapelière. La femme de chambre tenait une valise et un sac de nuit.

Il y eut encore un retard de quelques minutes pour attacher les bagages derrière le capotage. Tout le monde se taisait : les gens de maison, curieux ; Monsieur et Madame, embarrassés de leurs personnes.

— C'est fait ! s'écria le garçon d'écurie.

Ce fut le signal du départ.

Georges et Louise échangèrent une poignée de main, Bébé embrassa son père, et Baptiste, d'un appel de langue, mit ses chevaux en marche.

— A bientôt ! cria Georges du perron, écrivez-moi demain !

Louise voulut répondre, mais la voix lui manqua. Les chevaux se mirent au petit trot, elle se pencha pour donner encore un regard à son chez elle qu'elle quittait ; son mari n'était même plus là, elle ne vit que les domestiques qui causaient entre eux. Alors, elle se renversa dans la calèche, se couvrit la figure de son mouchoir et fondit en larmes, en murmurant tout bas :

— Ingrat ! Ingrat !

Lorsque Mlle de Pontbrun avait épousé le vicomte d'Albert, ce mariage avait été un véritable événement dans la paisible ville de Vannes.

M. de Pontbrun n'avait pas de fortune. Ancien officier de la garde royale, il vivait modestement en Bretagne, d'une petite rente que lui servaient, à titre de redevance immémoriale, les gros fermiers du beau domaine de Pont-Sal, qui avait autrefois appartenu à sa famille.

En joignant à ces six cents francs le produit de son domaine des *Quatre-Vents* et sa croix, le vieil officier se trouvait à la tête de deux ou trois mille livres de rente.

Cet avoir, qui paraît aujourd'hui bien insuffisant, permettait à M. de Pontbrun de faire très bonne figure dans la société vannetaise.

Il passait l'hiver à Vannes, dans son deuxième étage de la place Saint-Vincent.

L'été, il s'en allait à la campagne, aux *Quatre-Vents*, une jolie maison entourée de terres bien cultivées, perchée sur les côtes du Morbihan.

Vue splendide, coup d'œil féerique ; mais comme les aquilons semblaient s'être donnés rendez-vous dans la cour du domaine, on l'avait baptisé du nom significatif des *Quatre-Vents*.

Veuf depuis longtemps, M. de Pontbrun était resté seul avec une fille qu'il aimait tendrement.

Louise avait grandi sous l'œil de son père et, contrairement à ce qui arrive souvent, lorsque la mère manque au foyer domestique, elle était devenue une jeune fille accomplie.

Blonde, grande, avec des yeux bleus d'une douceur infinie, lorsque les enfants du peuple la voyaient prier dans la vieille église du collège des jésuites, ils se disaient tout bas :

— On dirait la sainte vierge.

Certain hiver, Mlle de Pontbrun, que son père n'avait jamais voulu conduire aux bals de la préfecture, fit les beaux jours des quelques salons aristocratiques qui reçurent cette année-là.

L'armée n'était pas exclue de ces réunions intimes auxquelles ne prenaient point part les fonctionnaires.

Ces derniers restaient entre eux.

Un jeune sous-lieutenant, le vicomte d'Albert, devint fort assidu près de la jeune fille ; et lorsque le printemps amena les beaux jours, le bruit courut que Louise de Pontbrun allait devenir vicomtesse d'Albert.

La nouvelle était exacte.

M. d'Albert, après un voyage en Brie, où demeurait sa famille, avait officiellement fait demander la main de Mlle de Pontbrun à M. son père.

Le vieux gentilhomme avait été très flatté de cette démarche. Il avait pris ses renseignements, et le sous-lieutenant lui avait été donné comme un charmant garçon, aimé de tous ses camarades, ayant des goûts très aristocratiques, et par-dessus le marché, ce qui ne gâtait rien, une très grande fortune.

— Monsieur, lui dit le père de Louise, lorsqu'il vint lui faire sa première visite, votre demande me flatte beaucoup, mais mon blason ne jurera pas près du vôtre ; nous sommes de bonne maison, les Pontbrun étaient aux croisades. Nous étions tous hommes d'épée et, en demandant la main de ma fille, vous mettez le comble à mes vœux. Je dois cependant vous confier que si nous avons beaucoup de quartiers de noblesse, la fortune nous fait défaut.

— Cette question, cher monsieur, est toute secondaire, avait répondu le fringant officier ; je ne suis pas un spéculateur à l'affût d'une dot, mais un cœur blessé qui vient chercher son remède. J'aime Mlle votre fille, elle me fait l'honneur d'accepter mon nom, c'est tout ce que je désire.

— Vous êtes un vrai gentilhomme, lieutenant ! Je vais vous présenter à ma fille !

Quelques semaines après, le mariage se célébrait dans la chapelle de l'évêché.

M. de Pontbrun n'avait pas voulu faire les choses à demi, il donnait à sa fille la dot réglementaire et un trousseau d'une dizaine de mille francs.

Comment avait-il fait ?

Le brave père avait vendu son domaine des *Quatre-Vents*, ne se réservant que la maison d'habitation et le jardinet qui la précédait.

Son revenu devait en être considérablement diminué, mais il s'était promis de quitter son logement de la ville, et il espérait, avec sa rente de Pont-Sal et sa croix, arriver à joindre les deux bouts.

Un cœur de père est insondable et les sacrifices ne lui coûtent pas.

M. d'Albert fut très touché du désintéressement de son beau-père.

Il faisait un mariage qui lui plaisait, et il ne tenait pas à l'argent ; il en avait pour deux.

En épousant Louise de Pontbrun, obéissait-il à un sentiment irrésistible ? Faisait-il ce qu'on est convenu d'appeler un mariage d'inclination ? Le monde le pensait et le monde avait tort. Le vicomte d'Albert agissait dans cette grave question du mariage comme il agissait en tout, avec légèreté et sans réflexion.

Certes, il aimait sa future, mais pas de cet amour qui fait supporter sans murmure, avec joie même, les plus dures privations. Louise, elle, se mariait parce que son père lui avait laissé comprendre qu'il serait fier de la voir devenir vicomtesse.

Son fiancé lui plaisait autant que peut plaire un jeune officier que l'on ne connaît pas et qui se montre empressé, prévenant.

Le jour où, sortant de la mairie, ils prirent la route de Paris pour aller y passer leur lune de miel, ils s'observèrent curieusement, s'avouant intérieurement, pour la première fois, qu'ils étaient, en somme, étrangers l'un à l'autre.

La première année de leur union fut heureuse, une petite fille vint, comme un rayon de soleil, égayer leur maison, juste au moment où Georges commençait à trouver sa femme moins jolie, son intérieur bien ennuyeux, la discipline du régiment insupportable.

A côté de ce berceau plein de gaieté, un deuil vint jeter un voile de tristesse : le comte d'Albert mourut presque subitement.

Très secoué d'abord par ce malheur tout à fait imprévu, Georges reprit vite sa bonne humeur. Vannes, par exemple, lui semblait d'une tristesse mortelle, et il aspirait au moment où il pourrait le quitter.

Un jour, sans consulter sa femme, il donna sa démission et décida qu'il irait habiter la maison paternelle qui l'attendait là-bas, dans les vertes campagnes de la Brie, à trois heures de Paris.

M. de Pontbrun fut très contrarié de cette détermination ; mais, en homme de tact, il ne témoigna sa tristesse qu'à sa fille.

Celle-ci la partageait.

Elle avait du reste vu tomber une à une toutes ses illusions de jeune femme.

Elle ne se figurait pas qu'un mari pût déserter le toit conjugal aussi facilement que le faisait le vicomte ; et puis, il était fantasque ; tantôt il était d'une tendresse extrême et tantôt d'une froideur blessante.

La pauvre enfant, cherchant une consolation dans les soins qu'elle donnait à sa fille, avait fini par supposer que tous les hommes étaient sans doute comme M. d'Albert, et que son sort était celui de toutes les épouses.

Lorsqu'elle fut installée dans sa nouvelle habitation, ce fut bien autre chose. Georges retenu, disait-il, à Paris, pour ses affaires, restait quelquefois toute la semaine hors de chez lui.

Il jouait, le malheureux, et les tripots, dans lesquels il perdait son temps et son or, devaient se changer en un gouffre dans lequel sa fortune irait un jour s'engloutir.

Ce fut l'affaire de quelques années : moins de six ans après avoir donné sa démission de sous-lieutenant, Georges d'Albert était ruiné.

Il jetait dans la misère sa femme et son enfant, avec un sans-souci qui tenait presque de la folie.

On sait comment Mme d'Albert avait définitivement appris la fatale nouvelle, que son mari lui avait déjà fait soupçonner.

Elle aimait le vicomte malgré tous ses défauts, et c'était contrainte et forcée qu'elle l'avait laissé seul en lutte contre l'adversité.

Lorsque le train s'arrêta en gare de Vannes, Mme d'Albert se fit conduire à l'hôtel de France.

Là elle écrivit à son père pour lui annoncer son arrivée qui aurait lieu, disait-elle, le lendemain.

De Vannes aux Quatre-Vents, il y avait à peine deux heures de marche; mais sachant combien l'intérieur de M. de Pontbrun devait être modeste, Louise voulait, en lui annonçant à l'avance sa venue, lui laisser le temps de se reconnaître et de prendre ses dispositions pour la recevoir.

Le vieux gentilhomme n'avait pas embrassé sa fille depuis six ans.

Lorsqu'il sut qu'elle était à Vannes, à deux petites lieues, il n'eut pas le courage d'attendre jusqu'au lendemain; il chargea Mathurine, sa bonne, de préparer les lits dans la grande chambre du premier, et se mit en route.

De son côté, après le départ de l'exprès, qu'elle avait envoyé aux Quatre-Vents, Mme d'Albert, prenant sa fille par la main, s'était instinctivement dirigée vers la Rabine, et de là, avait gagné Conlo.

A cette époque, Conlo était un lieu bien désert. A travers les grands sapins qui poussent dans le sable, on n'entendait que le souffle du vent; et sur la chaussée, que la mer laisse presque continuellement à sec, il ne passait pas dix personnes par jour.

La mère et l'enfant s'étaient arrêtées là, en face de cette plage solitaire et triste, que les flots bleus du Morbihan venaient lécher doucement.

Les souvenirs d'autrefois se heurtaient dans l'esprit de Mme d'Albert ; il lui semblait qu'elle n'avait jamais quitté ces lieux.

Soudain, sur les pierres de la chaussée, un homme parut, un vieillard qui, malgré ses cheveux blancs, sautait gaillardement d'un roc sur l'autre.

Une vive rougeur monta au front de la vicomtesse ; elle porta la main à la hauteur de ses yeux et murmura toute tremblante d'émotion :

— C'est mon père !

Puis, se penchant vers sa fillette, elle lui dit :

— Tu vois ce vieux monsieur qui vient là-bas : c'est grand-père !

L'enfant battit des mains ; elle n'avait jamais vu son aïeul, mais sa mère lui en avait si souvent parlé qu'elle l'aimait sans le connaître.

Louise avait ordonné à Marie de l'attendre et s'engageait à son tour sur la chaussée, lorsque le vieillard, qui l'avait devinée plutôt que reconnue, lui cria de loin :

— Attends à terre ! imprudente, tu n'en as pas l'habitude, tu vas tomber à l'eau.

Et le pauvre vieux, faisant de gigantesques enjambées, eut bientôt rejoint sa fille qui, lui obéissant comme autrefois, était revenue sur ses pas.

Ils s'embrassèrent tendrement, il y eut, dans l'œil du père, quelque chose comme une larme qui tomba discrètement dans les cheveux de la vicomtesse, pendant qu'il la pressait dans ses bras.

— Et mademoiselle Marie ! s'écria-t-il ; elle n'a pas peur de grand-père ?

Pour toute réponse, l'enfant lui sauta au cou.

Cette fois, M. de Pontbrun pleura pour tout de bon.

— Et ton mari? dit-il en se retournant vers Louise.

— Il viendra au mois de janvier, répondit-elle.

— Alors tu me donnes deux grands mois, c'est bien gentil cela, et j'écrirai dès ce soir à Georges pour l'en remercier... Mais vous auriez dû me prévenir, tu m'arrives au moment où j'y pense le moins. Mathurine va bien faire pour le mieux, mais son mieux ne vaut pas grand'chose.

— C'est pour cela que je t'avais fait prévenir que nous n'arriverions que demain.

— Et tu t'étais figurée que, vous sachant à Vannes, à l'hôtel, je resterais tranquille aux Quatre-Vents, à vous attendre, comme un vieil infirme incapable de faire deux pas ! Tu conçois que mes jambes n'ont pas voulu rester en repos, lorsque je vous ai sues si près.

— C'est absolument comme moi.

— Comme cette petite fille a bonne mine ! L'air de la mer va lui faire encore du bien ; mais c'est en été que vous eussiez dû venir ; maintenant, les feuilles tombent, le temps est triste et froid, la plage déserte, les bains impossibles.

— Je n'ai pas choisi, mon pauvre père !

— Comme tu me dis cela, mignonne ! reprit brusquement le vieillard, en s'arrêtant et en regardant fixement sa fille.

— C'est que je n'ai pas de bonnes nouvelles à t'apprendre.

— Ah !... De quoi s'agit-il? dit le père anxieux.

— Depuis qu'il a quitté le régiment, Georges, je crois te l'avoir dit, s'occupait beaucoup d'opérations financières...

— Oui, je sais, et je l'ai souvent blâmé de se jeter dans cette voie... Il a fait de mauvaises spéculations ?

— Précisément...

— Et ses pertes s'élèvent à...?

— Il ne m'a pas avoué le chiffre, mais je le crois très considérable.

A bout de ressources, il m'a dit hier matin qu'il fallait que je vinsse l'attendre ici, pendant qu'il s'efforcerait de réparer ses pertes... Je suis venue.

— Tu as bien fait, mon enfant; avec le revenu de ta dot, nous pourrons nous tirer d'affaire pendant aussi longtemps qu'il le faudra.

Mme d'Albert hésita quelques instants, puis elle réfléchit qu'elle devait la vérité à son père, et elle ajouta tout bas et en tremblant:

— Ma dot a été engloutie comme le reste.

M. de Pontbrun eut un haut-le-corps, sa bouche s'ouvrit pour laisser échapper un cri d'indignation, mais il se contint à cause de l'enfant qui écoutait et observait; il se contenta de prendre la main que sa fille avait passée sous son bras et de la serrer avec effusion.

A partir de ce moment, ils marchèrent sans parler, et, lorsqu'ils arrivèrent aux Quatre-Vents, le gentilhomme avait pris une grave détermination.

Mme d'Albert s'installa dans sa chambre, son père lui dit qu'elle pouvait faire bon feu, que le bois ne manquait pas.

Le dîner fut court et la soirée plus courte encore.

Le lendemain, M. de Pontbrun se leva de bonne heure et attendit, avec des signes d'une visible impatience, que sa fille parût.

Dès qu'il crut entendre remuer dans sa chambre, il lui fit dire qu'il voulait lui parler.

Mme d'Albert, en toilette du matin, s'empressa de descendre dans la salle à manger où son père l'attendait.

— Me voici! dit-elle en allant à lui pour l'embrasser. Tu m'as demandée, mon père ?

— Oui, mon enfant, répondit-il, je vais à Vannes, je passerai chez Trément, à l'hôtel de France, pour te faire envoyer tes malles, puis je resterai absent trois ou quatre jours, cinq au plus.

— Et où vas-tu? reprit la jeune femme effrayée.

— Mais, mon enfant, ne faut-il pas que je prenne mes précautions ? nous allons être quatre ici, maintenant, et il faut bien manger !

— Nous avons le temps, mon père ; j'ai plusieurs projets à te soumettre ; je savais bien que la question d'argent serait une grosse difficulté, mais, je travaillerai, père... je...

— Tu travailleras !... Nous verrons cela à mon retour, dit-il en embrassant sa fille sur le front. Où est Marie ?

— Elle dort encore.

— Je vais monter l'embrasser.

L'aïeul gravit l'escalier, pénétra dans la chambre sur la pointe des pieds, embrassa doucement la petite dormeuse et, faisant signe à sa fille de ne pas redescendre, il s'esquiva en disant encore :

— Je serai là samedi soir, au plus tard !

M. de Pontbrun avait pris, nous l'avons dit, une grave résolution ; il n'avait pas voulu en faire part à sa fille, craignant de se heurter à de trop vives objections, mais il se réservait de lui raconter au retour tout ce qu'il avait fait.

A Vannes, il donna l'ordre de transporter les malles de Mme d'Albert aux Quatre-Vents, se rendit au chemin de fer, et prit un billet pour Paris.

Le lendemain dans la journée, une voiture le déposait à la porte de la maison de son gendre.

Voyage inutile ; tout était fermé ; le logis était désert et, sur la grande porte, une petite affiche jaune portant les mots : A *vendre*, indiquait au gentilhomme que la situation était encore plus désespérée qu'il ne l'avait supposé

Il fit le tour de l'immeuble ; derrière, il y avait la maison du garde, c'est là qu'il s'adressa.

M le vicomte d'Albert?

— Il n'est pas ici, monsieur !

— Et où pourrai-je le trouver ?

— Je serais bien embarrassé de le dire à Monsieur ; Madame est partie il y a trois jours, Monsieur a donné congé le soir même à tous les domestiques, et est parti tout seul.

Le lendemain matin, un homme est venu, m'a remis une lettre de Monsieur, m'ordonnant de laisser emmener chevaux et voitures, puis, dans la journée, on est venu coller l'affiche qui est sur la porte.

— Ah !

— Oui, il paraît que tout est à vendre ! On disait bien que Monsieur faisait de mauvaises affaires.

— Alors, vous ne sauriez pas me dire où je pourrai trouver M. d'Albert?

— Ma foi non, monsieur, je le regrette, mais cela m'est absolument impossible.

— Je vous remercie, mon brave homme.

— Il n'y a pas de quoi, monsieur.

M. de Pontbrun, assez embarrassé, revint à sa voiture. Puis une idée lui traversa l'esprit, il retourna vers la maison et lut attentivement l'affiche jaune.

Au bas, on avait écrit :

« S'adresser à Mᵉ Berner, notaire à Meaux, rue du Grand-Cerf, nᵒ 6. »

— Parfait, se dit en lui-même le voyageur, en route pour Meaux, c'est là que je le retrouverai.

Mᵉ Berner, notaire de la famille d'Albert depuis de nombreuses années, reçut M. de Pontbrun avec beaucoup de courtoisie; mais quand il sut qu'il avait en face de lui le beau-père du vicomte, il lui serra une seconde fois la main, en disant :

— Ah ! monsieur, je compatis bien sincèrement à votre peine; si

M. Georges m'avait écouté, nous n'en serions pas venus à de pareilles extrémités.

— C'est un étourdi, un imprudent, et je venais lui demander de me dire toute la vérité.

— Je doute qu'il accède à votre désir ; aura-t-il le courage de s'accuser, d'avouer ses fautes ?

— De malheureuses spéculations ne constituent pas des fautes... et je ne vois pas...

— Vous êtes dans l'erreur, monsieur : Georges n'a pas fait de malheureuses spéculations...

— Alors, comment a-t-il perdu sa fortune ?

— Vous avez le droit de savoir la vérité, je vais vous la dire : c'est au jeu, que M. d'Albert s'est ruiné !

— Au jeu !... Oh ! au jeu ! lui, père de famille ! Oh, pauvre Louise ! et elle ne m'avait rien dit !

— Mme d'Albert doit être, sans aucun doute, aussi peu au courant des habitudes de son mari que vous l'étiez vous-même.

— Et où est-il ?

— J'ai là son adresse ; mais si vous le voulez voir, vous ne le trouverez probablement pas chez lui. Il doit être à Paris, rue de Trévise, n° 16.

— Je vous remercie, monsieur, j'y cours.

M. de Pontbrun prit le premier train, et, deux heures plus tard, arrivait à la maison portant le n° 16 de la rue de Trévise.

Il pénétra dans la loge assez élégante du concierge.

— Connaissez-vous, dans la maison, M. le vicomte d'Albert ? dit-il.

— Il n'habite pas la maison, monsieur, mais il vient presque tous les soirs au cercle.

— Ah !... au cercle, reprit le gentilhomme ; il eut le mot de tripot sur la langue mais il ne le prononça pas. Y est-il en ce moment ? ajouta-t-il.

2

Le chevalier du cordon eut un sourire de pitié.

— Oh ! monsieur, il n'y a personne au cercle à cette heure-ci, les garçons ne s'y trouvent même pas, vous n'y rencontrerez certainement pas M. le vicomte avant onze heures, ce soir, ou minuit, à la sortie des théâtres.

— Très bien, je vous remercie, monsieur.

M. de Pontbrun avait renvoyé sa voiture, il revint à pied jusqu'aux boulevards.

Il était très ému, très irrité ; ce qu'il avait appris de la conduite de son gendre l'avait d'abord anéanti, mais la réaction se produisait et, à la stupéfaction, succédait une sourde colère.

Il avait ouï dire que le café du Helder est le lieu de rendez-vous des officiers ; il ne savait que faire, où aller en attendant la nuit, il se dirigea de ce côté, s'assit sur le devant du café et regarda passer les promeneurs.

— Que prend Monsieur ? demanda un garçon.

M. de Pontbrun le toisa d'un air farouche.

Le garçon pensa qu'il n'avait pas compris, et répéta :

— Que veut prendre Monsieur ?

A ce moment, le vieillard bondit sur son siège, et, traversant la chaussée comme une flèche, au risque de se faire écraser par les voitures, se mit à la poursuite d'un homme, jeune encore, qui suivait assez rapidement le boulevard.

— C'est un fou ! pensa le garçon du Helder.

— C'est lui ! marmottait entre ses dents M. de Pontbrun, c'est lui !

En effet, le vicomte, marchant très vite, précédait son beau-père d'une dizaine de mètres.

A un certain moment, les allants et venants étant moins nombreux et la distance qui les séparait moins grande, M. de Pontbrun cria de sa grosse voix :

— Ne courez donc pas tant, monsieur le vicomte d'Albert !

Georges entendit son nom et se retourna.

— Monsieur de Pontbrun ! s'écria-t-il, puis sa physionomie changea, et, à la surprise qu'elle exprimait d'abord succédèrent le mécontentement et l'embarras.

— Lui-même, monsieur ! Je cours après vous depuis près de vingt-quatre heures, et il est plus que temps que je vous rencontre; il me faut une explication.

Ces mots avaient été dits à très haute voix, ils furent entendus par les passants. On crut à une querelle et aussitôt les curieux, s'arrêtant, formèrent en quelques secondes un petit groupe d'une vingtaine de personnes autour du beau-père et du gendre.

— J'espère que nous n'allons pas nous donner en spectacle à ces badauds, dit, sur un ton ironique, le jeune homme, très vexé de la tournure que prenaient les choses.

— Peu m'importe !

— Il m'importe beaucoup à moi, prenons une voiture.

Il fit signe à un cocher et jouant des coudes, traversa la foule, suivi de son beau-père, et ouvrit la portière d'un coupé.

— Où logez-vous ?

— Nulle part !

— Menez-nous au bois de Boulogne !

— Bien, monsieur ! au lac ?

— Où vous voudrez !

La portière fut brusquement fermée et la voiture quitta le trottoir, se dirigeant au petit trot du côté des Champs-Elysées.

— Je ne m'attendais pas à vous voir, dit, avec un aplomb superbe, le vicomte d'Albert.

— Ma visite, cependant, ne doit guère vous surprendre; pensiez-vous que l'arrivée de ma fille me laisserait indifférent ?

— Mais, cher monsieur, je croyais qu'elle ne pouvait que vous être agréable !

— Vous avez perdu la raison, monsieur, ou le sentiment des convenances ! Je n'ai pas de temps à perdre, allons au fait. Où en sont vos affaires ?

— Vous tenez à le savoir ?

— Puisque je vous le demande.

— Eh bien, elles ne sont pas brillantes.

— Que vous reste-t-il ?

Georges réfléchit un instant ; puis, avec aigreur :

— Une trentaine de mille francs, dit-il.

M. de Pontbrun se radoucit.

— La dot de Louise ! c'est bien... Vous allez me la remettre ; libre à vous de courir les mauvais lieux, de vous ruiner dans les tripots, mais j'ai le devoir...

— Les tripots !

— Oui, monsieur, les tripots. Votre femme est assez naïve, la pauvre enfant, pour croire que vous avez fait de fausses spéculations : je la laisserai dans cette idée, car je veux que vous ayez encore son estime.

Le vicomte baissa la tête ; il fut sur le point d'avouer qu'il avait menti tout à l'heure et qu'il ne lui restait rien, mais il n'en eut pas le courage.

La vérité était qu'il avait perdu la veille au soir les douze mille francs que lui avait rapportés la vente de ses écuries.

Au lieu de demander pardon à son beau-père et de tout lui avouer, le malheureux s'enfonça de plus en plus dans le mensonge.

— C'est donc pour cette dot que vous êtes venu ?

— Précisément ! Vous pensiez, monsieur, qu'il vous suffirait d'envoyer votre femme en Bretagne, qu'elle trouverait chez moi le biené're dont je me suis privé pour constituer sa dot, et que tout serait dit, que vous pourriez vivre en bohème dans la capitale, sans souci de votre famille ? Vous appartenez, monsieur, à une singulière génération, qui comprend étrangement ses devoirs, et j'en suis à me demander quel est le sang qui coule dans vos veines.

— Je vous reconnais le droit de remontrance, mais je ne saurais supporter vos insultes... Vous aurez demain cette somme de trente mille francs que vous me réclamez, et brisons là.

En disant ces mots, le vicomte ouvrit la portière, cria au cocher d'arrêter, puis, se retournant vers son beau-père :

— Demain, monsieur, mon notaire de Meaux, M. Berner, vous remettra votre argent. Adieu !

Il ferma la voiture et comme ils se trouvaient au rond-point des Champs-Elysées, il prit l'avenue Matignon et s'esquiva rapidement.

M. de Pontbrun, littéralement stupéfait, dit au cocher de le conduire à la gare de l'Est.

Il y prit le train pour Meaux où il allait attendre l'envoi de son gendre.

Le vicomte, lorsqu'il eut marché quelque temps, retrouva son calme et se prit à réfléchir.

Sa situation n'était pas brillante, il lui restait environ quinze louis, c'était tout ce qu'il possédait.

Comme un fou, il s'était demandé depuis la veille ce qu'il deviendrait lorsque ces quinze louis seraient mangés, et il n'avait pas résolu la question.

L'arrivée de son beau-père, leur conversation, le décida à jouer son va-tout.

Il se rendit à son cercle, et s'y fit servir à dîner. Contrairement à ses habitudes, il se mit à la table de jeu dès huit heures du soir.

Il avait comme partenaire un Anglais à longues dents, auquel, en

2.

quelques parties d'écarté, il gagna quatre ou cinq billets de mille francs.

La veine semblait lui être revenue. Pendant qu'il plumait son homme, la soirée s'était avancée, et il y avait déjà pas mal de monde dans la salle de baccarat, lorsqu'il songea à y aller prendre sa place.

Vers deux heures du matin, on jouait un jeu d'enfer.

Georges, la sueur au front, les mains tremblantes, jouait en fou. Il avait devant lui près de quatre-vingt mille francs.

Les cris de : « faites votre jeu ! rien ne va plus ! » se croisaient et les tas de billets s'amoncelaient toujours devant le vicomte.

A cinq heures du matin, il avait fait sauter la banque et son gain s'élevait à trois cent mille francs. Le banquier, un Américain, parlait de se brûler la cervelle. On l'accompagna jusque chez lui.

Georges descendait, les poches bourrées de bank-notes, un garçon lui fit observer qu'il n'était pas prudent de s'en aller ainsi.

— Vous avez raison, répondit M. d'Albert, donnez-moi donc une tasse de thé, une plume, du papier et de l'encre.

Et ce disant, il remonta dans un des cabinets du cercle et écrivit à son beau-père :

« Voilà vos trente mille francs, j'ai l'habitude de l'exactitude, j'espère que vous ne les aurez pas trop attendus. Après ce que vous m'avez dit hier, il ne faut pas songer à me revoir. Adieu.

« G. D'ALBERT. »

Il attendit le jour, calculant ce qu'il ferait de son gain de la veille ; puis, lorsque l'heure le lui permit, après un sommeil agité et fiévreux dans un des grands fauteuils du cercle, il se rendit à la banque de France, y prit un chèque de trente mille francs au nom de M. de Pontbrun, le mit à la poste à l'adresse de son notaire et s'en fut aux bains pour se reposer de sa nuit d'insomnie.

Le lendemain soir, Georges ne reparut pas au cercle de la rue de Trévise.

On causait beaucoup de son histoire de la veille : les uns le jalousaient, d'autres déclaraient qu'ils étaient heureux d'avoir vu la veine revenir à un beau joueur qui avait jusque-là mangé sans sourciller toute sa fortune, capital et revenu.

Tous s'accordaient à reconnaître qu'il avait eu la plus incroyable des chances.

Son absence ne laissa pas que d'étonner énormément tous ses amis.

— Comment, d'Albert, après une victoire comme celle d'hier, ne revient pas continuer sa série !

— Il jouait fièvreusement, en désespéré, il a gagné, il est peut-être plus sage que nous tous, il renonce sans doute au tapis vert.

— Allons donc ! vous ne le connaissez pas, il jouerait sa chemise s'il n'avait pas autre chose à risquer ; il a les poches pleines, il reviendra.

Celui de ces messieurs qui émettait cette opinion se trompait absolument : Georges d'Albert ne revint plus.

L'adieu qu'il avait mis à la fin de la lettre qu'il écrivait à son beau-père n'était pas une formule banale ; il avait fait un plan, et ce plan, il l'avait mis à exécution.

On parla pendant quelque temps de cette disparition aussi subite qu'inattendue ; on fit même à cette occasion des suppositions fort peu flatteuses pour le vicomte ; puis, comme tout en ce monde, Georges d'Albert fut bientôt oublié.

Il ne le fut pas de tout le monde, cependant ; car, aux Quatre-Vents, lorsque les mois eurent succédé aux semaines, lorsque M. de Pontbrun et sa fille, après des démarches et des recherches aussi nombreuses qu'inutiles, eurent acquis la certitude de la disparition du malheureux Georges, un profond chagrin mina la santé de Mme d'Albert.

La pauvre jeune femme, bien qu'elle n'eût pas été heureuse en ménage, ne pouvait se faire à l'idée que son mari l'avait abandonnée.

M. de Pontbrun, en rapportant la dot de sa fille, n'avait pas parlé de la lettre de Georges; mais il se reprochait intérieurement d'avoir peut-être, par sa démarche près de lui, occasionné la catastrophe probable qui avait enlevé le vicomte à sa femme.

Il n'eut pas regretté ce dénouement s'il n'avait vu le bon teint de Louise faire place à une pâleur de cadavre, et sa gaieté d'autrefois changée en une perpétuelle tristesse.

M. de Pontbrun était à l'âge où les soucis accentuent les rides et creusent la tombe; l'hiver qui suivit son voyage à Paris lui fut fatal. Un jour de décembre, les volets de la maison des Quatre-Vents restèrent fermés, et le lendemain, un grand cercueil placé devant la porte, entre des cierges allumés, attestait que la mort était passée par là.

Avec M. de Pontbrun disparurent les croix, et le petit revenu qu'elles donnaient; il ne resta plus à Mme d'Albert que ses douze cents francs de rente, les six cents francs de Pont-Sal et la maison de campagne.

C'était bien peu, il fallait songer à donner de l'instruction à la petite Marie qui grandissait, et le paiement de sa pension eut mangé les revenus de sa mère.

Mme d'Albert mit à exécution le projet qu'elle avait depuis longtemps formé.

Les Quatre-Vents, maison et jardin, furent loués huit cents francs à des amis de Vannes, qui, sachant la situation de la jeune femme, se firent un devoir de lui venir en aide en affermant sa petite propriété;

puis, la vicomtesse et sa fille, après une dernière visite à la tombe du grand père, reprirent la route de Paris.

Elles avaient pensé que, dans la grande ville, leur demi-misère passerait inaperçue, et que Mme d'Albert trouverait certainement un travail honorable.

En effet, elle devint institutrice.

La vicomtesse courut le cachet, donnant aux autres les seules choses que son mari n'avait pas pu lui enlever : l'instruction et une éducation sérieuse.

FIN DU PROLOGUE.

CHAPITRE PREMIER

Il y avait, pendant l'automne de 1885, de grandes fêtes au château de Crouy.

Etait-ce bien un château, que cette vieille demeure?

Oui, et non.

Non, si l'on ne considérait que la bâtisse.

Oui, si l'on se bornait à juger la maison par le grand train qui s'y menait.

Crouy avait été remis presque à neuf par son riche propriétaire, M. Eusèbe Bureau.

On avait fait un jardin anglais et planté de grands arbres, la grille avait été repeinte, les écuries et les communs avait été reconstruits.

A l'intérieur, mêmes réparations qu'au dehors; et la vieille gentilhommière avait pris des airs de jeunesse qui faisaient dire aux gens du pays lorsqu'ils se rendaient chez M. Bureau :

— Nous allons à la maison neuve.

M. Bureau, le marquis de Carabas de Crouy, recevait, tous les samedis soir, nombreuse et joyeuse compagnie; on arrivait de Paris, par le train de quatre heures, les voitures attendaient à Meaux les invités, et, deux heures après, toute la bande descendait devant la grille de l'hospitalière maison.

Un samedi soir du mois de novembre, les voitures étaient très nombreuses à la gare de Meaux et, tandis que les cochers avaient fait le vide aux écuries et aux remises pour aller attendre les Parisiens, tout le personnel féminin de la maison s'était occupé à préparer les chambres, à allumer les feux, à mettre le couvert.

La nuit était venue, une nuit claire et froide.

Dans chaque appartement, un feu bien vif pétillait; au grand salon, au billard, une tiède température avait été ménagée et les gens de maison s'étaient réunis à l'office, attendant l'arrivée des voitures.

Denise, une femme de chambre à l'œil éveillé, tenait le dé de la conversation et racontait que sa maîtresse avait voulu l'expédier par le train du matin, de façon à ce qu'elle eût bien le temps de préparer sa chambre.

— C'est qu'elle est d'un difficile! ajoutait-elle.

— Ça ne m'étonne pas : quand elle était ici, avant son mariage, elle avait déjà de jolies dispositions, répondit Julie qui était dans la maison depuis deux ou trois ans. Je sais bien que si elle n'était pas partie, je ne serais certainement pas restée. Avec Madame, passe encore, mais Madame et Mademoiselle, c'était une de trop.

— Je lui ai mis tout ses petits pots, toutes ses brosses, toutes ses épingles; elle m'a déclaré qu'elle tenait à ce que ce fût organisé comme chez nous; par exemple, elle n'aura pas sa double glace et son bec de gaz à coulisses.

— Elle vous fera tenir la bougie!

— Avoir vingt-cinq ans et se fourrer du plâtre et du rouge sur la figure, c'est une drôle d'idée!

— C'est que Mme Anselme en a joliment besoin. Lorsque j'arrivai ici, elle était encore un peu fraîche, mais aujourd'hui!...

— Dame, ce n'est pas étonnant, avec la vie qu'elle mène.

— Ils sortent tout les soirs?

— Oh! une fois à peu près et ne se couche jamais avant trois ou quatre heures du matin.

— Absolument comme ici, c'est tuant ce métier-là.

— Ils ne pourraient pas vivre sans cela; Madame ne retrouve sa force et sa bonne mine qu'à la lueur des bougies.

— Du reste, avant son mariage, c'était absolument la même chose. C'est la première fois que vous venez ici, vous, mais vous allez voir ça. Du samedi au lundi, ça ne cesse pas : jour et nuit il faut être sur pied.

— Madame m'avait bien dit qu'il y aurait beaucoup de monde, je lui ai apporté quatre ou cinq toilettes.

— Il paraît qu'ils veulent faire un cirque, c'est une idée du vicomte, l'ancien propriétaire de la maison ; depuis qu'il leur a mis ça dans l'esprit, elles n'en dorment plus ni les unes ni les autres.

— Oui, je sais : Madame m'a dit qu'elle jouerait une pantomime avec un acteur des Variétés, qui est invité à venir passer deux jours ci. Elle a un de ces costumes, entre nous soit dit !...

— Ah ! en quoi sera-t-elle déguisée ?

— En huître! Il paraît qu'on jouera une pièce intitulée: *L'Huître et les Plaideurs.*

Madame a dit que c'était très drôle !

Ce sont deux jeunes gens qui veulent conquérir la main d'un demoiselle, c'est Madame qui fera la demoiselle!

Ça se passe aux bains de mer ; ces messieurs l'ont trouvée égarée sur la plage, et c'est à qui en fera sa femme.

Seulement, ils ne sont pas d'accord et ne veulent pas se céder le pas; alors, ils s'en rapportent à un vieil ami qui, après les avoir entendus, offre sa fortune et son titre de marquis à la jeune fille, qui s'empresse de signer le contrat.

— Tiens ! c'est assez drôle, ça ! Et c'est Mme Anselme qui fait l'huître?

— Oui.

— Et quel costume a-t-elle ? Ça ne doit pas être facile de se cos-
tumer en huître ?

— Ah ! voilà ! C'est un costume très réussi ; il vient du reste de
chez... Ma foi, je ne me rappelle plus son nom, mais c'est un tailleur
très en renom : ces dames ne porteraient pas une toilette ne sortant
pas de chez lui.

Le costume consiste en une petite jupe de satin blanc avec corsage
décolleté, puis de la dentelle vert tendre qui tombe du sommet de la
tête sur les épaules, s'enroule autour de la taille et se termine en
forme d'écharpe sur le côté droit.

— C'est original !

— Oh ! ce n'est pas tout... Il y a les écailles, attachées aux épaules,
qui s'ouvrent et se ferment à l'aide d'un mécanisme... Quand c'est
fermé, Madame disparaît complètement ; quand c'est ouvert...

— Au lieu de causer, vous autres, dit un valet de pied en entrant,
allez donc dans le vestibule, tout le monde est là, et il n'y a personne
pour recevoir. Madame en fait une vie !

Denise, Julie et les autres, se précipitèrent au bas de l'escalier :
c'était un frou-frou de robes de soie, des cris, des exclamations, un
va-et-vient indescriptible. Les interpellations se croisaient.

— Avez-vous eu froid ?

— Nous étions au complet et nous avions des bouillottes !

— Mais en voiture ?

— Pas davantage !

— Comment, vous voilà, baronne ?

— Cela vous surprend ?

— Maman, où loges-tu Mme Birais ?

— Mais dans la chambre de Marie d'Albert, puisqu'elle ne vient
pas.

— Madame Birais ! venez avec moi, nous sommes voisines.

— Eh bien! Julie, à quoi pensez-vous? Montez donc accompagner
ces dames.

— Denise, ma chambre est prête?

— Oui, madame.

— Messieurs, si vous voulez passer au billard ; cédons la place à
ces dames, Daniel vous conduira dans quelques instants aux chambres
qui vous ont été préparées.

Les hommes, sur l'invitation de M. Bureau, entrèrent dans la salle
de billard, et les femmes, restées seules, envahirent le premier étage.

Mme Bureau et sa fille firent les honneurs de la maison à leurs
invitées.

Mme Anselme avait entraîné la baronne de Clifort, une amie de
pension nouvellement mariée comme elle.

— Nous ne sommes pas l'une à côté de l'autre, lui dit-elle, mais
vous êtes logée en face de moi; j'avais réservé la chambre bleue qui
touche à la mienne pour cette pauvre Marie d'Albert ; sa mère n'a
pas voulu la laisser venir!

— Elle doit être bien malheureuse, la pauvre petite: jamais une
distraction, jamais un plaisir.

— Oh! Marie n'est pas mondaine; cependant, je crois qu'elle eût
été bien aise de venir passer deux jours à Crouy.

— Je comprends, jusqu'à un certain point, que Mme d'Albert ne
veuille pas revenir dans cette maison qui lui appartenait autrefois,
mais ce n'est pas une raison pour cloîtrer cette pauvre Marie.

— La crainte d'y rencontrer le vicomte a bien été aussi pour
quelque chose dans son refus ; je lui avais affirmé qu'aujourd'hui il
n'était pas des nôtres, mais elle sait qu'il arrive toujours au moment où
on y pense le moins, et j'avoue que l'entrevue n'eût rien eu d'agréable.

— Comment, M. d'Albert ne sera pas là ce soir? Oh! quel contre-
temps! Il est si amusant !

— Il est tout préoccupé de son divorce. On prétend que l'affaire a été jugée il y a peu de jours ; le divorce n'a pas encore été prononcé à la mairie et il lui tarde d'en finir. Il a demandé la main de la belle Mme Birais.

— C'est décidé, alors? Je croyais le divorce et surtout le second mariage impossibles.

— Il paraît que non... Ne parlons pas trop fort, Mme Birais est là, elle a la chambre que je réservais à Marie.

— Eh bien, écoutez, je ne suis pas bigote, tant s'en faut, mais je ne voudrais pas épouser un divorcé.

— Et pourquoi cela?

— C'est peut-être un préjugé, mais c'est ainsi.

— Ah! ma chère, comme mon mari m'a débarrassée de toutes ces idées-là, qu'on nous avait inculquées à la pension!

— Oh! vous savez, M. de Clifort n'est pas un ardent; cependant, je dois le dire, il est un peu de mon avis sur cette question.

— Mon mari, ma chère, a des idées beaucoup plus larges... Du reste, à notre époque, avec le progrès...

Mme Anselme frissonna et se passa la main sur les yeux.

— Qu'avez-vous? reprit son amie.

— Ce sont mes yeux qui me font souffrir atrocement... c'est intolérable! Il y a des moments où je me demande si je ne vais pas devenir aveugle.

— Petite folle! que dites-vous là?... Tiens! écoutez donc!... Qu'est-ce que c'est que ça...?

— C'est chez Mme Birais!...

Mme Anselme fit un instant silence; puis, comme il lui sembla qu'un cri douloureux s'était fait entendre dans la pièce voisine, elle alla frapper à la porte d'à côté.

Mme de Clifort la suivit.

— Etes-vous souffrante, chère madame? demanda-t-elle en entr'ouvrant la porte?

— Un peu, ma chère enfant; j'ai des douleurs de reins auxquelles je ne puis résister... répondit Mme Birais qui s'était étendue sur une chaise longue et qui se tordait sous les étreintes du mal.

— Mais alors, je vais prévenir maman... On pourrait envoyer jusqu'au bourg... le docteur viendrait.

— Merci, c'est inutile, absolument inutile... Voulez-vous sonner, je vous prie? Ma femme de chambre doit être en bas... Avec elle, je me tirerai parfaitement d'affaire.

Mme Anselme obéit. Denise, qui traversait le corridor, vint voir ce qu'on désirait.

— Faites prévenir la femme de chambre de Mme Birais d'avoir à monter ici immédiatement.

Denise se chargea de la commission et la soubrette arriva presque aussitôt.

— Merci, dit Mme Birais, adressant un sourire douloureux aux deux jeunes femmes qui l'avaient surprise au milieu de son indisposition. Merci, vous pouvez me laisser, Jeanne sait ce qu'il me faut, et dans quelques instants il n'y paraîtra plus.

— Quel âge a-t-elle? demanda Mme de Clifort à son amie lorsqu'elles eurent quitté la chambre de la malade.

— Quarante-cinq ou six ans, je crois.

— Je lui en aurais bien donné soixante!

— Parce qu'elle souffre; mais lorsqu'elle est chez elle, dans son salon, à peine lui donnerait-on quelques années de plus qu'à nous.

— Elle a dû être bien jolie!

— Elle l'est encore; quelques-uns de ces messieurs sont du moins de cet avis, d'autres se bornent à reconnaître qu'elle a de beaux restes.

— C'est une fleur un peu fanée!... Nous sommes là bavardant, sans songer que le dîner sonnera avant que nous soyons prêtes, je me sauve.

— A bientôt!

Mme de Clifort passa dans sa chambre. Son mari s'y trouvait déjà.

— Et d'où venez-vous ainsi? lui dit-il, voilà bien une demi-heure que je vous cherche.

— J'étais chez Noémie; nous nous sommes attardées à causer et voici l'heure du dîner... Je ne serai jamais prête!

— En effet!... Il a joliment fait restaurer cette bicoque, maître Bureau! Mazette! je le disais tout à l'heure à Anselme, cela a dû lui coûter cher!

— Vous la connaissiez avant les réparations?

— Non, mais d'après ce qu'en dit d'Albert, c'était une ruine.

— A propos, vous savez qu'il n'est pas là ce soir, le vicomte.

— Tant pis! il nous eût fait rire.

— Noémie me disait à l'instant qu'il songeait à épouser Mme Birais. Vous savez qu'il a divorcé?

— C'est une singulière idée! Je l'avais entendu dire; il conte ses secrets à qui veut les entendre!... En voilà un qui peut se vanter d'avoir rendu sa première femme malheureuse!... De Blinois m'avait dit qu'elle serait de la partie ce soir, et je ne l'ai pas vue.

— Le lieutenant est là?...

— Mais oui!...

— Oh! cette pauvre Marie d'Albert est trop malheureuse!

— Comme vous dites ça!

— Eh! vous savez bien qu'il est question qu'elle devienne un jour ou l'autre Mme de Blinois!

— Ma foi non, ma chère, je l'ignorais totalement.

— C'est le secret de polichinelle !

— Je m'explique alors comment il se fait que de Blinois se soit fourvoyé chez les Bureau.

— Taisez-vous donc, si l'on vous entendait !

— Vous figurez-vous que cet ancien farinier s'abuse sur les motifs qui nous amènent tous chez lui ?

— Mais vous êtes d'une imprudence ! On entend tout ce qui se dit d'une pièce à l'autre.

— Qu'est-ce que cela me fait ! c'est Anselme qui loge à côté, il ne s'en cache pas, il n'a pris sa femme que parce qu'il avait besoin d'argent. Du reste, on s'amuse à Crouy, on y dîne bien, on y boit de bon vin, et les Bureau ne s'illusionnent pas au point de croire que c'est pour eux qu'on vient les voir.

— Oh ! vous êtes insupportable, on pense ces choses-là, mais on ne les dit pas... Tenez-moi donc ce flambeau je vous prie... Je n'y vois rien absolument dans cette glace... Là... pas si haut... comme cela... c'est très bien... Figurez-vous que Mme Birais est très souffrante,

— Ah ! c'est peut-être l'absence du vicomte qui lui a causé cette indisposition.

— Je ne crois pas, que ça en soit là.

— Et qu'a-t-elle ?

— Des douleurs névralgiques, je suppose.

— On ne va pas s'amuser du tout alors, pas de vicomte, pas de Mme Birais, de Blinois triste comme un bonnet de nuit. Si j'avais pu prévoir cela, nous ne serions pas venus.

— Et l'*Huître et les Plaideurs !* Croyez-vous que j'eusse consenti à manquer la représentation ?

— A propos, qui donc fait le juge ?

— Je crois que c'est le vicomte.

— Alors, votre représentation est manquée ?

— Oh !... il viendra, il ne peut manquer de venir. Est-ce que le petit Gontran était dans le train ?

— Je crois que oui.

— Et M. Audoin ?

— Aussi.

— Il ne manque que le vicomte alors, il faut l'envoyer chercher, coûte que coûte.

— Je ne m'en charge pas !... Voilà le dîner qui sonne, descendons.

Tous les invités de M. Bureau se retrouvèrent dans la salle à manger, ils étaient une vingtaine. Mme Birais fit son apparition dans une splendide toilette de velours grenat, garnie de dentelles blanches ; elle avait retrouvé son originale beauté, ses yeux noirs avaient un éclat tout particulier, et jamais on n'eût reconnu dans cette superbe femme la malade que Mme Anselme avait vue défaillante quelques instants plus tôt.

En sortant de son appartement, Mme Birais avait passé son bras sous celui de Noémie, et, tout en descendant au rez-de-chaussée, lui avait dit à l'oreille de ne pas parler de son indisposition passagère.

On se mit à table, il y avait trois places vides, Mme Bureau donna l'ordre d'enlever les couverts et dit en se penchant vers son voisin :

— Ce sont les d'Albert qui ne sont pas venus ; le vicomte arrivera, je pense, dans la soirée ; quant à sa femme et à sa fille qui n'ont jamais accepté nos invitations, je leur avait fait promettre qu'elles viendraient aujourd'hui ; je voulais tâcher d'amener un rapprochement entre le vicomte et sa femme, mais je vois que ces dames ne m'ont pas tenu promesse. Je m'y suis peut-être prise trop tard, du reste ; j'entendais dire à l'instant que leur divorce était prononcé.

— Je le regretterais pour ces dames ; elles vivent fort simplement et très retirées, répondit le voisin. Mme d'Albert est une femme de beaucoup de mérite qui, sans la moindre fortune, a fort bien élevé sa fille, et franchement votre idée était généreuse, madame ; il eût été fort désirable de voir s'opérer un rapprochement que Mme d'Albert désire sans doute, et que le vicomte n'a fui que parce qu'il n'a jamais trouvé personne qui osât se permettre de le ramener dans la bonne voie

— Croyez-vous que le vicomte se fût laissé faire aussi facilement que vous le dites ?

— J'en ai la conviction, madame, il subit une influence...

Mme Bureau esquissa un sourire malin, prouvant qu'elle comprenait à demi-mot, puis elle ajouta :

— C'est une sirène, mais je crois qu'elle en veut plus à sa fortune qu'à son cœur...

Mme Birais avait près d'elle le jeune Gontran de Moutiers, un élégant du boulevard, et, de l'autre côté, le lieutenant de Blinois.

— Vous vous êtes enfin décidé, monsieur de Blinois, à venir passer votre dimanche à Crouy ? lui dit-elle. Commenceriez-vous à perdre vos *bonnes* habitudes ?

Elle avait souligné le mot bonnes et avait appuyé avec intention sur la dernière partie de sa phrase.

— Je ne comprends pas, madame, de quelles habitudes vous voulez parler.

— C'est qu'on m'avait dit que vous étiez le modèle du régiment, et que Crouy était pour vous l'antichambre de l'enfer.

Le jeune officier regarda sa voisine d'un air assez surpris.

— Vous me confondez, madame ; je ne crois pas que le portrait qu'on vous a fait de moi soit fort ressemblant ; j'ai conservé, et je m'en flatte, les bons principes que je reçus au collège, mais si Crouy

3.

était l'antichambre de l'enfer, j'ai la conviction qu'on ne vous y rencontrerait pas.

— Oh ! lieutenant, comme vous êtes aimable ! Je vois décidément qu'on avait chargé le tableau ! Dans tous les cas, vos convictions ne vous ont pas fait oublier la vieille galanterie française... Vous ne sauriez croire combien je suis heureuse de vous avoir pour voisin... Vous savez que demain nous allons faire une excursion aux environs, je veux vous avoir pour cavalier.

— Vous êtes mille fois bonne, madame, et je suis réellement très touché...

— Cela vous contrarie, peut-être ? On dit que vous songez à une belle jeune fille, dont vous voulez faire votre femme... les amoureux aiment la solitude... Eh bien ! lieutenant, vous l'oublierez pour demain... cette belle jeune fille, vous pouvez bien me faire ce petit sacrifice ?

— C'est la seconde fois seulement que j'ai le plaisir de vous voir et vous semblez, madame, être fort au courant de mes habitudes, voire même de mes pensées, j'en suis extrêmement flatté.

— C'est vrai ; et c'est le vicomte d'Albert qui m'a confié tout cela ; c'est un de nos bons amis, vous le savez sans doute ?

— Je l'ai ouï dire, madame.

— L'autre jour, nous causions de vous, il vous trouve fort bien.

— Je vous en prie, madame ! vous me rendez honteux !

— Il vous trouve bien un peu... un peu... Comment dirai-je cela sans vous froisser ?... Un peu bigot peut-être !

— Ah ! vraiment ?

— Oui ; c'est passé de mode, savez-vous, et franchement, il est plus amusant d'aller passer deux bonnes journées à Crouy que de rester à Paris pour entendre prêcher le curé de sa paroisse.

— Crouy, madame, est très séduisant, mais on peut y venir sans manquer pour cela à son devoir.

— Oh non ! il faut choisir ! Ainsi, demain nous partons à sept
heures, je vous ai prié d'être mon cavalier, il faudra que vous choi-
sissiez entre la messe et moi !

— Il doit y avoir une première messe à six heures, madame, et...

— Et s'il n'y en a pas, lieutenant ?

— Eh bien ! madame, j'aurai le regret de ne pouvoir vous accompagner.

— Je vous croyais galant, monsieur de Blinois, je m'étais étrangement trompée !

Mme Birais s'était redressée, piquée au vif, elle se retourna vers
Gontran de Moutiers.

— Comment, monsieur de Moutiers, je vous ai pour voisin et vous
ne m'avez pas encore adressé la parole !

— Madame, il ne faut jamais être indiscret, et comme je vous
voyais très occupée de M. de Blinois...

— Oh ! M. de Blinois, en revanche, n'est pas très occupé de moi,
je lui avais demandé son bras pour notre excursion de demain, et il
est obligé d'aller à la messe !

— Ah !... de Blinois est un modèle !

— Que vous vous gardez bien d'imiter ! Vous avez une réputation !... usurpée, j'en suis convaincue !... Allez-vous à la messe,
monsieur de Moutiers ?

— Quelquefois, quand les obligations du monde me le permettent.
Mais j'irai régulièrement, madame, lorsqu'il faudra que j'y conduise
ma femme.

— Ah ! ah ! ah ! ah ! qu'il est drôle ! oh ! qu'il est amusant ce
M. de Moutiers !

— Etes-vous allée voir le *Chat botté*, madame ?

— Pouvez-vous me faire une pareille question ? Vous savez bien
que je ne manque pas une première !

— Comment avez-vous trouvé cela ?

— Oh ! très... comment dit-on donc aujourd'hui ? Autrefois, on disait très *selected*.

— Oui, mais aujourd'hui, on dit : très *bécarre*.

— Eh bien, puisqu'on dit très *bécarre*, je vous déclare que le *Chat botté* est excessivement *bécarre*.

Et se retournant vers M. de Blinois :

— Je parie, monsieur de Blinois, que vous ne connaissez pas la nouvelle expression du boulevard et des gens à la mode.

— C'est bien possible, madame.

— Vous savez, on disait : très *pschutt*, très *v'lan*, très *selected*...

— Oui, oui, parfaitement !

— Et vous ne savez pas comment on dit aujourd'hui ?

— Mon Dieu non, madame, mais je serais très aise de l'apprendre.

— Eh bien, lorsqu'une femme demande à un officier de lui servir de cavalier et que cet officier refuse sous prétexte qu'il manquerait la messe, on dit de lui qu'il n'est pas du tout *bécarre*.

— Vous êtes cruelle, madame !

— Vous trouvez? C'est sans malice que je vous ai dit cela ! Je voulais vous donner un exemple ! C'est très original, ce mot de *bécarre !* Qu'est-ce que cela peut bien vouloir dire, monsieur Gontran ?

— Ma foi, madame, je n'en sais rien. Qu'est-ce que voulait dire *pschutt?* Qu'est-ce que voulait dire *chic?* C'est une idée qui est passée par l'esprit d'un boulevardier, elle a paru saugrenue, et elle a été aussitôt adoptée.

— Dites-moi donc, est-ce que vous ne jouez pas la comédie demain soir ?

— Mais si, madame.

— L'*Huître et les Plaideurs?*

— Je suis un des plaideurs; mais si le vicomte d'Albert ne vient pas...

— Il viendra!

— Vous croyez?

— J'en suis sûre.

— Alors vous me verrez demain dans le costume d'un jeune touriste anglais courant les plages de Trouville.

— Pourquoi donc avoir choisi Mme Anselme pour jouer l'huître? Elle est horriblement changée, la pauvre enfant, soit dit entre nous, et je crains que son mari ne la conserve pas longtemps.

— Vous êtes bien lugubre!

— Je suis tout simplement clairvoyante. Regardez-la, voyez-vous ces yeux cernés?

— C'est un peu de fatigue : elle était hier soir aux Bouffes, avant-hier à l'Opéra-Comique, mercredi au bal de Mme de Clifort...

— Vous y étiez?

— Mais oui, madame, soirée charmante, toilettes ravissantes, entrain endiablé, nous nous sommes séparés à sept heures du matin, il faisait grand jour! Il n'y manquait que vous, madame!

— Je ne connais pas Mme de Clifort.

— Mais vous l'avez rencontrée ici?

— Deux fois seulement; ils sont très collets montés les de Clifort!

— Peuh! Clifort est un bon enfant, il est certain qu'il n'ouvre pas sa porte au premier venu, mais ses salons ne sont pas le jardin des Hespérides.

— Doivent-ils faire beaucoup danser cet hiver?

— On le dit.

— Vous êtes en bons termes avec le baron?

— Excellents, nous étions ensemble à Louis-le-Grand.

— Il faudra que vous m'obteniez une invitation, j'y tiens beaucoup ; mais soyez discret surtout, c'est entre nous.

— Je me ferai un plaisir d'obtenir ce que vous désirez.

Mme Birais eut un geste nerveux.

Gontran de Moutiers la regarda, son visage avait affreusement pâli ;
il fit un mouvement pour se lever de table, croyant qu'elle allait
s'évanouir.

— Que faites-vous?... Ce n'est rien... lui dit-elle.

Elle tira de sa poche un petit étui de cuir de Russie, releva légèrement sa manche gauche, et, se couvrant les mains et l'avant-bras de
sa serviette, resta un instant absorbée. Gontran l'observait avec stupéfaction.

La conversation était générale, personne ne s'occupait d'eux.

— Qu'avez-vous ? demanda M. de Moutiers.

— Rien répondit-elle, rien : c'est une piqûre de morphine que je
me fais ; dans une minute, ce que j'éprouve sera dissipé.

En effet, la physionomie de Mme Birais reprit peu à peu son calme
habituel et le dîner s'acheva sans autre incident.

On sortit de table vers neuf heures et, tandis que M. Bureau et les
hommes de son âge passaient dans la salle de billard pour y fumer à
leur aise, les femmes et les jeunes gens gagnèrent le salon et se
mirent à danser.

Henri de Blinois avait accompagné les fumeurs.

M. Bureau lui prit amicalement le bras, et l'entraîna dans un
coin.

— Eh bien, mon cher lieutenant, comment trouvez-vous Crouy ?
lui demanda-t-il.

— Mais il faudrait être fort difficile pour ne pas le trouver charmant.

— Lorsque mon gendre me pria de vous inviter à venir passer ic votre dimanche, j'avais entendu beaucoup parler de vous ; madame Birais, une de nos amies intimes, près de laquelle vous étiez à table, nous avait dit qu'elle vous avait rencontré quelquefois chez ma fille, à Paris.

— En effet, monsieur, j'ai eu l'honneur de voir Mme Birais une fois, chez Mme Anselme.

— Et vous songez à vous marier, nous a-t-elle dit ?

— Mme Birais semble s'intéresser beaucoup à moi ; je lui en suis très reconnaissant ; mais en affirmant que je songe à me marier, elle s'avance beaucoup.

— Cependant, mon gendre m'avait dit qu'il tenait justement à ce que vous vinssiez aujourd'hui, pour que vous puissiez rencontrer ici Mlle d'Albert.

M. de Blinois rougit, se troubla et répondit :

— Et elle n'est pas venue !

— Non ! c'est un petit contre-temps... Sa mère a des idées très arrêtées ! Je la crois par trop dévote, ajouta M. Bureau en faisant tomber du doigt la cendre de son cigare ; ce ne serait pas le plus gai de l'affaire pour son gendre !

M. de Blinois ne répondit pas.

— Nous autres hommes, nous n'empêchons pas nos femmes d'aller à l'église, mais il ne faut pas qu'elles aient la prétention de nous y entraîner derrière elles ! Je crois bien, ajouta M. Bureau, que c'est une des raisons qui ont poussé le vicomte à divorcer.

— Il y a longtemps qu'ils vivaient séparés l'un de l'autre ? demanda timidement M. de Blinois.

— Seize ou dix-sept ans, je crois ; après de grosses pertes au jeu, d'Albert avait complètement disparu. Il alla refaire sa fortune en Amérique, c'est là qu'il rencontra Mme Birais pour la première fois.

Cette jeune veuve eut le talent de le fasciner, et, pendant quelque

temps, on crut que le vicomte divorcerait aux États Unis pour l'é-
pouser.

Il y eut quelques difficultés, je ne sais lesquelles, et d'Albert revint
en France, riche, très riche même.

On essaya de le rapprocher de sa femme, et, au moment où les
efforts tentés dans ce but allaient aboutir, un beau matin, Mme Birais vint à Paris, il y a de cela deux ans ; depuis lors, la situation
n'a pas changé, elle s'est même aggravée. J'ai ouï dire que le
vicomte avait fait tout ce qu'il avait pu pour obtenir que sa femme
consentît à demander le divorce.

Lui, n'avait pas qualité pour cela, sa femme seule était apte à
formuler semblable demande ; il l'y a fait pousser, m'a-t-on dit, par
des amis, par des hommes d'affaires, et il aurait enfin vaincu sa
résistance, ce qui ne laisse pas que de me surprendre beaucoup, car
je ne puis admettre, connaissant Mme d'Albert, qu'elle ait consenti à
solliciter une séparation que ses principes réprouvent.

— Si les choses doivent se passer ainsi, et si la vicomtesse a seule
le droit de faire casser son mariage, j'ai la certitude, comme vous,
que tout ce qu'on raconte à ce sujet est de pure invention.

— Le connaissez-vous, le vicomte d'Albert ?

— En aucune façon, pas même de vue.

— En effet, il va peu chez ma fille, de peur d'y rencontrer la
vicomtesse ; c'est un élégant cavalier, portant bien ses cinquante ans,
il est resté jeune quand même...

... Et vous comptez bientôt adresser votre demande à Mme d'Albert?

— Nous n'en sommes pas encore là... je n'ai vu Mlle d'Albert que
deux ou trois fois, je ne lui ai même jamais adressé la parole...

— Alors, comment songez-vous?...

— C'est Mme de Tailleboy, une amie de ma mère, qui a tout combiné
et comme, en somme, le projet ne me déplaît pas, je la laisse faire...

— Mme de Tailleboy, que je connais de nom, me paraît aller un peu à la légère. Certes, Mlle d'Albert est une jeune fille accomplie, mais elle n'a pas le sou !

— Son père est cependant fort riche, et puis, après tout, qu'importe l'argent ?...

— Son père ne lui laissera probablement que le souvenir de ses dépenses exagérées. Je connais mon vicomte sur le bout du doigt et j'apprendrais demain qu'il est encore ruiné, que je n'en serais nullement surpris.

— La question d'argent est toute secondaire.

— Savez-vous, lieutenant, que vous êtes réellement admirable ? Le désintéressement ne court pas les rues, et, quand on le rencontre, il faut lui présenter les armes.

Je gagerais que le petit de Moutiers n'est pas de votre avis... Tenez, le voici qui revient du salon, il est rouge comme un jeune coq.

— Messieurs, s'écria Gontran, vous n'êtes pas galants : quatre de ces dames restent continuellement sur leur chaise; on m'envoie vous chercher.

— Allez, monsieur de Blinois, dit M. Bureau à son jeune invité, allez vous dégourdir les jambes; nous, les vieux, nous ferons un wisth pendant ce temps-là.

Quatre ou cinq de ces messieurs passèrent au salon.

On dansa jusqu'à trois heures du matin.

Mme Birais était très surexcitée, très nerveuse et, par moments, d'une gaieté folle; Mme Anselme souffrait étrangement des yeux, mais n'eut pas voulu perdre une mesure de la dernière valse.

Quand la soirée fut terminée, Mme Birais l'entraîna dans sa chambre, s'enferma quelques instants avec elle, et lui dit en la quittant :

— C'est souverain, ma petite amie, usez-en ; il n'y a que cela qui soulage, mais n'en dites rien à votre mari ! Vous savez... les hommes sont tellement étonnants !...

Elle venait de lui faire une piqûre de morphine...

— Vous dormez déjà, Noëmie ? demanda le gendre de M. Bureau lorsqu'il rejoignit sa femme.

Celle-ci ne répondit pas.

Il se pencha vers le lit, elle avait la bouche entr'ouverte, les yeux hagards, on eût dit une morte.

— Etes-vous souffrante ? demanda-t-il encore avec inquiétude ?

— J'avais un violent mal de tête, murmura-t-elle enfin ; mais cela va mieux, je ne souffre plus que du cœur, et, en disant ces mots, elle fut prise de vomissements violents.

Ce fut l'affaire d'un moment, un sommeil de plomb succéda aux nausées et Mme Anselme n'ouvrit les yeux que vers dix heures. Son mari, la voyant si bien dormir, n'avait pas eu le courage de la réveiller plus tôt.

M. Bureau et ses invités s'étaient mis en route, dès sept heures du matin, pour aller visiter les ruines d'un château ayant appartenu à Marie de Médicis.

Mme Anselme trouva sur sa table de nuit un billet laissé par son mari au moment du départ ; il était ainsi conçu :

« Vous dormez trop bien pour que j'ose vous réveiller ; reposez-vous, vous en avez besoin. Vous viendrez nous rejoindre avec M. de Blinois, qui est resté pour ne pas manquer la messe.

« GUSTAVE. »

Noëmie, furieuse de ne pas être partie comme tout le monde, se leva de fort méchante humeur, gronda sa femme de chambre, déclara qu'elle ne voulait pas voir M. de Blinois, et décida qu'elle irait seule rejoindre les excursionnistes.

— Qu'on me selle immédiatement Lœda et Barnabé, dit-elle, je monterai la jument, et Julien, le valet de chambre de mon père, me suivra sur Barnabé.

Denise répondit que Julien était parti depuis le matin.

A cette nouvelle, Mme Anselme, laissant là toute réserve, donna un libre cours à sa fureur. Elle fit une scène terrible, se roula sur son lit en sanglotant, déclarant qu'elle était la plus malheureuse des femmes.

Denise, habituée à ses comédies, laissa se dissiper le gros de l'orage sans ouvrir la bouche. Puis, quand elle crut que le calme commençait à revenir, elle s'approcha distraitement de la fenêtre et dit négligemment :

— Voilà M. le vicomte d'Albert qui n'a pas l'air de s'amuser.

Elle obtint l'effet qu'elle attendait.

— Le vicomte est là ? s'écria Mme Anselme subitement consolée.

— Oui, madame.

— Et depuis quand ?

— Depuis une heure environ.

— Pourquoi ne me le disiez-vous pas ! Vous êtes trop sotte, ma pauvre fille !

— Madame ne m'a pas donné le temps de parler.

— Taisez-vous ! Donnez-moi mon amazone feuille morte et allez dire au vicomte qu'il se prépare à monter Barnabé pour m'accompagner.

La femme de chambre obéit.

Mme Anselme s'habilla rapidement, jeta sous son bras la traîne de son amazone, et descendit au rez-de-chaussée.

Le vicomte d'Albert l'attendait. Ils se mirent en route, devisant de la soirée de la veille et répétant ensemble leur rôle de l'*Huître et les Plaideurs*.

Lorsque, vers onze heures, Henri de Blinois revint du bourg, la maison était déserte ; il ne restait même à l'office que Denise, la cuisinière et le garçon d'écurie.

Il se fit donner à déjeuner, demanda le chemin du château de Marie de Médicis et se mit en route pour aller au-devant des promeneurs.

CHAPITRE II

Ce même dimanche de novembre, tandis qu'à Crouy, après une première nuit d'insomnie et une journée de fatigue, on se disposait à jouer l'*Huître et les Plaideurs* et à terminer la fête en dansant un cotillon monstre qui devait durer jusqu'au matin, une réunion d'un tout autre caractère avait lieu à Paris, au numéro 22 de la rue de Bourgogne.

En revenant des vêpres de Sainte-Clotilde, Mme et Mlle de Tailleboy avaient prié Mme et Mlle d'Albert de venir le soir même, chez elles, prendre une tasse de thé, tout à fait sans cérémonie.

Ces dames avaient accepté.

Mlle d'Albert avait vingt et un ans; c'était une belle jeune fille; elle était blonde, d'un blond cendré des plus aristocratiques; ses yeux bleus ombragés de longs cils trahissaient sa bonté et, sur sa physionomie fraîche et riante, on lisait la santé de l'âme et du corps.

Elevée par sa mère avec une attention toute particulière, elle avait cependant passé un an dans un des grands pensionnats de Paris.

C'est là qu'elle avait eu pour compagnes Mme Anselme, la baronne de Clifort, Mlle de Moutiers, et Mlle de Tailleboy.

Excellentes amies pendant qu'elles étaient à la pension, toutes ces jeunes filles avaient vu leurs relations se ralentir à leur entrée dans le monde; puis Mlle Bureau était devenue Mme Anselme,

Marguerite Aubert avait épousé le baron de Clifort, et, à partir de ce moment, les deux jeunes femmes avaient presque cessé de voir leurs anciennes amies.

A de rares intervalles, elles échangeaient une visite, mais l'intimité d'autrefois n'existait plus.

Leurs habitudes, leurs goûts n'étaient plus les mêmes. Marguerite et Néomie s'étaient jetées dans le tourbillon du monde ; Marie d'Albert, Elise de Moutiers et Blanche de Tailleboy étaient rentrées dans ce bon milieu où le cœur se garde pur, où les habitudes sont simples, le goût délicat, les sentiments élevés.

Marie d'Albert eût-elle aimé les folles parties dont elle avait vaguement entendu parler chez la baronne de Clifort, qu'elle n'eût pu satisfaire son penchant au plaisir ; elle était sans fortune, et sa mère n'eut pas été disposée à céder à des fantaisies de ce genre. Elle n'avait, heureusement, pas de goûts aussi mondains.

La vicomtesse d'Albert était la meilleure des mères, la plus douce des créatures.

Autrefois fort jolie, elle n'avait pas que les restes de sa beauté ; la tristesse qui ne la quittait jamais, son sourire douloureux, la profondeur de son regard lui donnaient un cachet de sévérité qui n'existait réellement qu'à la surface, elle avait au contraire un grand fond d'indulgence et de bonté.

La pauvre femme n'avait connu la vie que par son côté le plus austère. Privée de son mari depuis dix-sept ans, après six années de mariage, elle était restée seule, sans fortune, avec un enfant à élever.

Elle avait courageusement travaillé, faisant de sa fille une femme sérieuse et de principes arrêtés ; et au moment où, non pas l'oubli, car elle n'oubliait pas, mais la douce gaîté de son inconsciente enfant venait atténuer un peu sa tristesse, son mari avait reparu, faisant scandales sur scandales, et mettant le comble à sa vie honteuse en faisant insister près d'elle pour qu'elle demandât aux tribunaux français de briser le lien qui l'unissait à elle.

Le vicomte avait tenté, lui-même, démarches sur démarches.

La législation française, bien qu'admettant le divorce en principe, n'avait pu, dans le cas où il se trouvait, faire droit à sa demande.

M. et Mme d'Albert n'eussent pu divorcer que par suite des plaintes de Mme d'Albert.

Seule, en effet, elle pouvait faire valoir des motifs suffisants pour obtenir un jugement condamnant son mari ; or, toutes les tentatives qui avaient été faites par les hommes d'affaires, pour la décider à en appeler à la justice du pays, étaient restées infructueuses.

C'était donc par erreur qu'on prétendait que le vicomte allait se remarier, c'était même une absurdité; mais, dans un certain monde, l'absurde a beaucoup plus de partisans que le vrai.

Mme d'Albert avait toujours opposé, depuis que cette question était soulevée, le plus catégorique des refus. Elle avait gardé pour elle seule ses tristesses et ses angoisses, et sa fille n'avait même pas soupçonné qu'un nouveau coup était venu déchirer son cœur. Elle n'avait, du reste, changé en rien ses habitudes ; aussi l'invitation de Mme de Tailleboy fut-elle acceptée.

La réunion fut tout intime : il y avait, avec Mmes d'Albert, Mme et Mlle de Moutiers.

Mme de Tailleboy avait eu l'intention d'organiser une petite sauterie, mais il manquait deux cavaliers, et malgré toute sa bonne volonté, Edgard de Tailleboy ne pouvait pas faire danser à la fois sa sœur, Marie d'Albert et Mlle de Moutiers.

— Comment, vous n'avez pas pu nous amener Gontran? dit à Mme de Moutiers M. de Tailleboy, lorsqu'il la vit entrer seule avec sa fille. Qu'en avez-vous fait ?

— Gontran est bien peu raisonnable ! Il avait promis d'aller passer sa journée à Crouy...

— Chez Mme Anselme ?

— Vous voulez dire chez son père.

— C'est juste... et il y est allé ?

— Malgré les supplications de sa sœur.

— Oh ! jeunesse ! jeunesse !

— C'est très laid, ce qu'il a fait là, monsieur, dit à son tour Mlle Elise de Moutiers, j'ai eu beau le prier et le supplier, lui dire qu'il était indispensable ici, il n'a rien voulu entendre; il m'a donné pour excuse, d'abord, qu'il avait accepté l'invitation depuis plus de quinze jours, ensuite qu'un officier de ses amis devait s'y rendre pour la première fois et qu'il était obligé de l'y accompagner; bref...

— Et vous a-t-il dit le nom de l'officier, mon enfant ?

— Mais oui, M. de Blinois.

— Comment de Blinois aussi ! décidément, dit Edgard, nous n'avons pas de chance.

Mesdemoiselles, je reste seul pour représenter ici, ce soir, le sexe laid; vous n'allez pas énormément vous amuser, impossible de danser.

— Et papa ? tu ne le comptes pas, dit Mlle de Tailleboy.

— Mon père, qui nous eut été certainement très utile pour compléter un quadrille, ne peut pas se mettre sur les rangs pour valser toute la soirée.

— Eh bien! nous ne danserons pas, dit Marie d'Albert, ce sera pour une autre fois !

— Alors, mademoiselle, vous en prenez votre parti ?

— Très facilement !

— Je vous propose de faire tout simplement de la musique.

— Accepté !

Mlle de Tailleboy se mit la première au piano et joua fort gentiment la *Chanson du bon vieux temps*, menuet très original de Bachmann. Marie d'Albert lui succéda, elle était très bonne musicienne, et se fit applaudir. Elise de Moutiers chanta, ainsi qu'Edgard de Tailleboy et l'heure de la retraite sonna trop vite au gré de chacun.

Lorsque, le lendemain matin, Gontran revint chez sa mère, la figure blafarde, la tête lourde, le corps brisé par deux nuits sans sommeil, Mme de Moutiers lui reprocha doucement d'avoir préféré la réunion tapageuse de Crouy à la soirée tout intime qu'il avait manquée.

— Cela dépend des goûts, ma mère, répondit le jeune homme; je conçois que vous préfériez les thés de Mme de Tailleboy aux fines parties de Crouy; mais vous devriez comprendre que je dors à la rue de Bourgogne et que je m'amuse comme un fou chez les Bureau.

— M. de Blinois y était?

— Évidemment, puisque nous devions y aller ensemble.

— Comment a-t-il trouvé...

— Oh! de Blinois, qui se croit encore à la rue des Postes, se voile la face lorsque nous jouons des charades ou des fables, il a manqué le plus amusant de la fête, l'expédition au château de Marie de Médicis.

— M. de Blinois est un garçon bien élevé, et je connais quelqu'un qui devrait bien essayer de lui ressembler.

— Oh! par exemple, jamais de la vie! Toutes ces dames rient de lui, on dirait un preux descendu de son cadre.

— Il ne doit pas être satisfait de son voyage, alors?

— Je ne pense pas qu'il y retourne; du reste, je doute aussi qu'on l'y invite une seconde fois... Qui avez-vous rencontré chez les Tailleboy?

4

— Il n'y avait que nous et mesdames d'Albert.

— Ah ! elles y étaient !... Le vicomte était à Crouy. Quel diable d'homme ! Croiriez-vous qu'avec ses cinquante ans il a dansé toute la nuit, et eut fatigué les jeunes ! Quel jarret !

— Que disait-on de lui ?

— Rien !... Qu'il est charmant... Qu'il va divorcer pour se remarier, que sais-je, moi ?

— Tu me ferais bien plaisir, Gontran, si tu renonçais à vivre dans un pareil milieu.

— Mais enfin, ma pauvre mère chérie, vous n'êtes pas de votre siècle ! Les gens *qui* vivent *comme* vos amis de Tailleboy sont l'exception ; nous, nous sommes la règle.

— Et si la règle est mauvaise, mon enfant ?

— Pourquoi mauvaise ?

— Parce que la vie ne nous a pas été donnée pour la gaspiller, parce que Dieu ne nous a pas mis en ce monde pour que nous ruinions nos santés dans des plaisirs immodérés, parce que, mon pauvre enfant, la vie inutile et frivole engendre le vice.

— Mais, ma mère, tout le monde, aujourd'hui, vit comme je le fais, nous parlons de Crouy, parce que c'est là que nous étions hier ; mais suivez, dans les journaux à la mode, les *échos* des parties du grand monde et vous verrez que tous s'efforcent de vivre le plus gaiement possible.

Voulez-vous des exemples ? Voyez la duchesse de Pontarlin, qui conduit à quatre, chasse comme un véritable Nemrod, s'habille en homme pour courir plus facilement les guérets, boit du champagne aux courses ! Voyez la belle princesse de Nogent : tout Paris la regarde, et avec raison, comme la reine du jour ? eh bien ! tous les samedis, elle va faire à Palaiseau ce que nous faisons à Crouy.

— C'est justement ce que je déplore, mon enfant ; je constate à regret que ceux qui devraient donner aux petits le bon exemple, font au contraire tout ce qu'il faut pour les pousser au mal.

— Oh ! vous exagérez !

— Du tout, et la preuve, c'est que, pour t'excuser, tu me cites les noms de femmes du grand monde qui vivent exactement comme tu voudrais pouvoir le faire.

—Vous vous entendriez joliment avec de Blinois !

— Si tu n'avais que des amis de ce genre, je serais sans inquiétude ; mais crois-tu qu'il soit normal qu'un garçon de vingt-sept ans, comme toi, soit l'ami intime, le compagnon de plaisir d'un homme de cinquante ans comme le vicomte d'Albert ?

— Mais, ma mère, le vicomte est beaucoup plus jeune que moi de caractère ! Vous ne le croiriez pas, mais je l'empêche souvent, très souvent, de faire des folies. Je suis excessivement blasé, il ne l'est pas du tout, lui !

Mme de Moutiers leva les yeux au ciel, puis, comme Elise entrait, elle coupa court à la conversation et se penchant à l'oreille de son fils, lui dit simplement :

— Et la messe d'hier ?

Gontran rougit un peu et répondit brusquement :

— Mais certainement !

— Vous y êtes allés tous, alors ?

— Evidemment !..... Je sors jusqu'à l'heure du déjeuner.

—Comment, tu repars? mais tu viens à peine d'arriver.

— J'ai rendez-vous à dix heures chez Tortoni, et ton déjeuner ne sera certainement pas prêt avant une bonne heure.

—Tu es dans l'erreur ! nous déjeuneron à onze heures précises.

— Alors, ne m'attendez pas ; il faut, du reste, que je fasse acte de présence au Gresham, je ne rentrerai que pour dîner.

En disant ces mots, Gontran s'esquiva, laissant sa mère fort attristée.

Ayant depuis plusieurs années perdu son mari, Mme de Moutiers qui, pour maintenir son fils dans le droit chemin, eut dû se montrer inflexible, avait, par sa faiblesse, inconsciemment autorisé le genre de vie qu'elle déplorait.

Gontran se rendit au boulevard.

Pendant ce temps, et tandis que tous les invités des Bureau retournaient pour huit jours à leurs affaires, le lieutenant Henri de Blinois revenait à pied de la gare de l'Est avec le vicomte d'Albert.

Ces messieurs n'étaient pas pressés; ils marchaient pour fouetter le sang et secouer vigoureusement les fatigues de l'insomnie.

L'officier avait une permission de quarante-huit heures qui ne se terminait que le lendemain; le vicomte, absolument maître de son temps, n'était pas fâché de causer un peu avec ce jeune homme qu'il ne connaissait que de la veille, dont il avait beaucoup entendu parler, et qu'on lui avait signalé comme aspirant à devenir son gendre.

Malgré sa vie de véritable bohême, le vicomte d'Albert avait encore gardé au fond de son cœur un peu de ce jugement qui permet même aux âmes les plus dévoyées de reconnaître ce qu'il y a de bien et de bon chez les hommes d'élite. Le lieutenant de Blinois lui avait plu.

— Et vous allez reprendre votre service ce matin?

— Non, ma permission n'expire que demain, au rapport.

— Alors, vous avez toute votre journée à vous?

— Absolument.

— Venez donc déjeuner avec moi.

— Vous êtes trop aimable, je craindrais d'abuser...

— Mais pas du tout, vous n'aviez pas disposé de votre temps pour la matinée?

— En aucune façon.

— Alors je vous emmène, de gré ou de force.

— Je suis vraiment confus...

— Si cela ne vous fait rien, nous traverserons le boulevard, je ne tiens pas à passer devant Tortoni.

Henri regarda M. d'Albert d'un air surpris.

— Cela vous étonne? Ah! la raison en est bien simple : tous les matins le petit de Moutiers est là et s'il nous apercevait, il ne nous lâcherait plus.

— Vous le connaissez beaucoup?

— Trop! j'ai toutes les peines du monde à lui glisser dans les doigts; il oublie parfois que je pourrais être son père, et si j'aime la gaîté, je ne veux pas passer pour le compagnon de jeunes grelotteux de son espèce.

— Je le vois moi-même assez souvent, mais je dois dire que nos relations sont très superficielles.

— Oh! je sais que vous êtes un garçon sérieux! Vous avez raison, mon cher, vous suivez le droit chemin! Ah! si je n'avais pas eu la sottise d'envoyer ma démission au ministre de la guerre, il y a quelque vingt ans, j'aurais probablement des étoiles sur mes manches, et je ne passerais pas pour l'affreux homme qu'on a dû vous dépeindre.

— Personne, monsieur, ne s'est permis de vous qualifier de cette façon...

— Laissez donc! je ne vaux pas grand'chose, et le monde n'étant pas indulgent, je ne me berce d'aucune illusion sur la réputation qui m'est faite! Mais qu'y faire? voici bientôt vingt ans que je mène cette vie brûlante de Paris; j'ai des habitudes, il est difficile de les rompre, et puis, j'ai toujours aimé le plaisir.

Henri ne répondit pas.

— Vous devez trouver que je vous fais une singulière confession. Que voulez-vous! il y a plus de quinze ans que je n'ai eu l'occasion de causer ainsi avec un honnête homme.

— Je ne mérite pas, monsieur, une pareille confiance et je suis...

4.

— Oh! quand je dis honnête homme, je m'entends ; je sais bien
que les gens avec lesquels nous avons passé la journée d'hier n'ont
ni tué ni volé, mais ce n'est pas dans leur milieu qu'il faut aller
chercher la vertu austère ! Je vous avoue même que j'ai été assez
surpris de vous y rencontrer.

— Un grave motif m'y amenait.

— C'est différent !... Passez donc, je vous prie.

Ils étaient arrivés chez le vicomte, et celui-ci invitait Henri de Blinois à monter.

M. d'Albert habitait un petit entresol de la rue de La Michodière ;
il avait deux domestiques : un valet de chambre et une cuisinière.

—. Joseph ! dit-il au premier, vous allez mettre deux couverts, dites
à Françoise de nous donner des œufs, des côtelettes et du thé.

— Mais vous êtes admirablement logé ! tout près du boulevard, à
l'entresol ! dit Henri de Blinois.

— Oui, pas mal, c'est un peu sombre !

— Comme tous les entresols.

— Fumez-vous ?

— Volontiers.

— Dites-moi, mon jeune ami, si j'ai pris la liberté de vous attirer
ainsi dans mon *home*, c'est que je désire causer très sérieusement
avec vous. Cela vous convient-il ?

— Mais je suis tout à votre disposition, cher monsieur.

— Comment trouvez-vous ces cigares ?

— Très bons !

— Je les ai rapportés d'Amérique, il y a plus de deux ans que je
les ai : ils sont très secs.

— Exquis !

— Vous savez que j'ai passé près de quinze ans aux Etats-Unis ?

— Je l'avais entendu dire.

— Je ne me pose pas en modèle! J'avoue que ma place n'était pas à Galveston; mais, enfin, je m'étais marié jeune, sans trop savoir ce que je faisais, j'avais épousé une femme fort belle, mais dont le caractère, les goûts, étaient absolument opposés aux miens... Je m'ennuyais chez moi, j'eus bien vite pris l'habitude du cercle. Là je me ruinai : j'avais cependant une jolie fortune, tout y passa!... Vous concevez, des dettes de jeu sont des dettes d'honneur! C'est ainsi que Crouy fut mis en vente et devint la propriété des Bureau... C'est assez gentiment restauré, hé?

— C'est fort beau!

— Du reste vous ne pouvez guère juger, vous n'avez jamais connu la vieille maison.. Il y a beaucoup de clinquant; ça fait, de l'effet, mais ça n'a pas dû lui coûter des millions, je sais ce qu'était Crouy quand il l'a pris.

— Il l'a payé cher?

— Rien! une niaiserie! quarante ou cinquante mille francs, et cela en valait cent vingt au bas mot.

— Il a fait une très belle affaire, alors.

— Vous savez, les circonstances!...

— Monsieur est servi! dit Joseph en ouvrant à deux battants la porte du petit salon.

— Allons déjeuner!... Je vous disais donc que, certain soir, je fis des pertes considérables... J'avais un beau-père à cheval sur les principes, je lui avais expédié sa fille pour quelques mois, mais il ne prit pas la chose aussi bien que je l'avais supposé, et un beau matin je reçus sa visite... Il était venu de Vannes pour me laver la tête... Un autre œuf?

— Merci!

— Vous savez le menu! Ces œufs au miroir et des côtelettes, par conséquent, ne faites pas de cérémonies.

— Merci ! merci !

— Vous concevez qu'à trente ans on ne se laisse pas facilement
morigéner par le père de sa femme ; je lui rendis la dot de sa fille et
l'envoyai paître... J'avais eu la main heureuse la veille au soir, je
m'embarquai au Havre pour New-York... L'Amérique est le pays
des millions, on y roule sur l'or... Sucrez-vous votre thé ?

— Soit !

— Je ne le sucre jamais !... Si vous préférez du bordeàux ! j'avais
demandé du thé, pensant que cela vous ferait du bien, après ces
deux nuits à Crouy.

— Vous avez bien fait.

— En Amérique, on roule sur les pièces de vingt francs ; à force
d'y rouler, il en entre toujours un certain nombre dans vos poches.
Du reste, j'eus rapidement reconstitué ma fortune. Je me fixai à
Galveston, et j'y fis la connaissance d'une jeune veuve que vous
avez vue hier à Crouy, Mme Birais.

— En effet, elle s'est même donné plusieurs fois le plaisir de me
lancer des épigrammes assez vives...

— Elle est absolument charmante... elle voyait, à Galveston, le
meilleur monde, je lui fis une cour assidue, et bref, je la demandai
en mariage.

— En mariage !

— C'est à n'y pas croire, hé ! j'avais absolument oublié que j'étais
déjà marié ; la bigamie est un cas grave, et du reste, lorsque je me
pris à réfléchir à ma situation, je n'hésitai pas un instant... Je demandai aux tribunaux américains de prononcer mon divorce.

— Vraiment !

— Cela vous étonne ?... C'était tout simple ! il y avait déjà neuf ans
que j'avais quitté la France, je ne savais même pas si j'y reviendrais
jamais, j'étais un peu excusable.

— Vous êtes très indulgent !

— Prenez donc une côtelette, je vous prie.

— Bref, votre divorce ne fut pas accordé ?

— Non ! et je fus obligé de tirer ma révérence à la jolie veuve...
Mais j'avais compté sans la ténacité de mon Américaine.

J'avais repris le bateau du Havre, je vins m'installer ici, et il y
avait à peine deux mois que j'y étais, lorsqu'un jour. au bois, j'aperçois
dans un landau Mme Birais elle-même, qui fait arrêter, et me somme
de la suivre...

— L'aventure n'avait rien d'agréable !

— Très amusante, au contraire ! Vous ne trouvez pas ?

— Pas précisément.

— Mme Birais avait quitté Galveston et m'avait poursuivi... Elle
tenait à devenir Mme d'Albert, elle surveillait sa proie.

— Et qu'avez-vous fait ?

— Comment ? ce que j'ai fait ? Mais je l'ai remercié de son profond
attachement, je lui fais une visite tous les jours, et nous attendons
que les événements ou le code civil nous permettent de contracter
un mariage si vivement désiré.

— J'avoue que je ne vous comprends pas...

— Expliquez-vous !

— Vous n'avez pas revu Mme d'Albert ?

— Non ! répondit le vicomte en changeant subitement de ton.

— Vous savez cependant qu'elle habite Paris ?

— Je connais même son adresse.

— Et les souvenirs du passé ne vous ont jamais assailli ? Jamais
vous n'avez été tenté d'aller lui demander pardon et de faire ce qu'un
gentilhommme comme vous doit évidemment considérer comme son
devoir ?

— Et le monde ? mon cher, qu'aurait dit le monde ?

— Vous en êtes là?

— Vous êtes très jeune, mon brave ami, et vous ne connaissez pas toutes ses exigences! J'avoue que, bien souvent, il m'est arrivé de songer à Mme d'Albert; j'ai même reçu des visites de gens qui m'étaient certainement envoyés par elle, mais je dois ajouter que je n'ai jamais eu le courage de fouler aux pieds le qu'en dira-t-on? et je me suis toujours arrêté, au moment où j'allais céder aux obsessions dont j'étais l'objet.

— Vous avez eu grand tort... Vous avez une fille charmante... un ange de vertu et de beauté...

— Que vous voudriez bien pour femme ! ajouta le vicomte en rica-nant et en reprenant son masque d'indifférence. C'est justement pour jouer cartes sur table que j'ai tenu à vous avoir à déjeuner ce matin.

M. de Blinois regarda le vicomte avec stupéfaction. Ce n'était plus le même homme qu'il avait devant lui. Au moment où il avait cru faire vibrer une corde dans son cœur de père, il se trouvait en face d'un viveur endurci, à l'âme égoïste.

— Je vous écoute, dit-il enfin, en prenant à son tour une attitude glaciale.

— Voilà : vous voulez épouser ma fille, il faut la mériter; je n'ac-corderai mon consentement, et il vous est absolument indispensable, que si vous décidez Mme d'Albert à demander notre divorce.

L'attaque était directe.

M. de Blinois se leva brusquement de table, regarda le vicomte en fronçant sévèrement le sourcil, et lui répondit simplement :

— Vous m'avez mal jugé, monsieur, et si j'avais pu supposer que vos bontés de ce matin ne tendaient qu'à m'amener à vous servir de complice dans le crime que vous méditez, je n'aurais jamais franchi le seuil de cette maison... Adieu, monsieur !

Il sortit brusquement.

Georges d'Albert resta sans parole et le laissa faire; puis, lorsqu'il l'entendit fermer la porte de l'antichambre, à son tour il se leva de table et ne dit qu'un mot qui siffla entre ses dents serrées par la colère.

— Imbécile !

Sans achever son déjeuner, il prit un cigare et sortit.

Une heure après, il attendait dans l'antichambre de Mme Birais que celle-ci voulût bien le recevoir.

La femme de chambre l'introduisit.

Mme Birais sommeillait, à demi couchée sur une chaise longue, dans un appartement surchauffé, au milieu d'une atmosphère parfumée, dans un demi-jour favorable à sa beauté un peu mûre.

— Je ne pensais pas avoir aujourd'hui le plaisir de vous voir, vicomte ! dit-elle en lui tendant la main. Vous m'auriez même dû laisser reposer un peu, je n'en puis plus ! Ces parties de Crouy me tuent !

— Ce que j'avais à vous dire, madame, ne souffrait aucun retard.

— M. de Blinois a déjà rempli sa mission ?

— Il refuse !

— Il refuse ?

— Absolument.

— C'est qu'alors il n'aime pas votre fille.

— Et que m'importe ! L'essentiel était de savoir si nous pourrions nous servir de lui, et je viens d'acquérir la certitude qu'il n'y faut pas compter.

Mme Birais s'était un peu soulevée, avait mis sa tête brûlante dans sa main et réfléchissait.

— Que vous a-t-il répondu, en somme ?

— Oh ! rien, deux mots, tranchants comme une lame d'acier, qu'il ne voulait pas être *complice* de mon *crime*.

— Ah ! ah ! ah ! ah ! très joli ! Oh ! le grand niais ! ah ! ah ! ah ! ah !

— Ne riez pas ainsi, madame, votre gaîté me fait mal.

— Vous ne voulez pas que je pleure, je suppose ?

— Lorsque la dernière corde de notre arc se brise, je ne vois pa` qu'il y ait lieu d'être si gaie !

— Vous dites la dernière, vicomte ?

— En connaissez-vous une autre ?

— Si vous cherchiez bien, il y a mille moyens de se débarrasser d'un boulet comme celui que vous traînez.

— Parlez !

— Vous êtes trop intelligent pour que je veuille vous faire l'injure de vous en dire plus long, cherchez... Je vous donne jusqu'à cinq heures; si vous n'avez rien trouvé d'ici là, venez me le dire; nous renoncerons alors à ce rêve qui nous échappe, au moment où nous le croyions prêt à être réalisé et j'accepterai les hommages du marquis de Rouvion, qui veut absolument me donner son titre et sa fortune. C'est un marquis, vicomte ! Il a deux cent mille livres de rentes, et je l'aurais cependant refusé si vous aviez trouvé le moyen d'arriver au but..... A ce soir !

Le vicomte, furieux, s'en allait sans répondre, Mme Birais le rappela.

— Lorsque vous viendrez tantôt, portez-moi donc le journal, je voudrais bien savoir ce que devient l'affaire du préfet de l'Eure ?

— A ce soir, madame !

Il s'inclina et sortit.

— Il n'a pas compris, dit-elle ! Faudra-t-il donc que je lui dicte ce qui lui reste à faire ?... S'il y avait un autre moyen d'avoir sa fortune... Son titre et son nom me sont absolument indifférents... Cela vaudrait peut-être autant... Quant au divorce, il n'y faut plus songer... Cette femme ne l'acceptera jamais... Et mon homme d'affaires qui doit venir demain, il faut absolument que je joue ma dernière carte, et qu'elle soit la bonne... Quant à ce petit sot de Blinois, je le retrouverai... Que faire, d'ici cinq heures ? C'est énervant cette attente.

Elle sonna.

Sa femme de chambre parut.

— Faites-moi donc une piqûre de morphine, lui dit-elle, et surtout n'ayez pas peur d'augmenter la dose, j'ai besoin de sommeil.

Pendant que la soubrette préparait le petit instrument destiné à injecter le poison, Mme Birais avait ouvert le corsage de sa robe de chambre et mis à nu la place où d'habitude elle se faisait pérer.

C'était à la hauteur du cœur.

Il y avait une plaque verdâtre sur la peau, à certains endroits les cicatrices n'étaient pas fermées et des petites plaies, occasionnées par les piqûres multiples, s'échappait une sécrétion presque ininterrompue ; un morceau de toile cirée très mince, empêchait la chemise de porter sur les plaies.

— Y êtes-vous ? demanda Mme Birais.

— Voilà madame ! répondit la bonne en s'approchant.

Elle se mit à genoux devant sa maîtresse, pinça la chair et injecta vivement le liquide.

Mme Birais n'eut pas le temps de refermer elle-même sa robe de chambre, la tête lui tourna ; elle voulut balbutier quelque chose, les sons s'arrêtèrent dans sa bouche, ses bras glissèrent jusque sur la chaise longue et elle resta là, l'œil atone, la bouche à demi ouverte, immobilisée par la morphine, la tête perdue, l'imagination emportée vers des régions inconnues.

Sa passion était satisfaite, elle ne souffrait plus, elle ne pensait plus, elle était sous le charme du poison, elle rêvait.

5

Dans la journée, plusieurs personnes demandèrent à la voir, mais sa porte était absolument interdite à tous.

Le vicomte lui-même se fût-il présenté, que les gens de maiso. eussent déclaré que Madame était sortie : c'était la consigne.

Parmi les visiteurs, il en était un, cependant, qui avait particu-lièrement insisté pour entrer.

C'était son homme d'affaires, un de ces agents qui, dans leur cabinet de mauvais aloi, traitent surtout les opérations véreuses.

Il était petit, sec, obséquieux avec les puissants, insolent avec les humbles.

Il s'appelait Beautin.

— J'ai absolument besoin de la voir, avait-il dit à la femme de chambre.

— Que voulez-vous que j'y fasse? Puisque je vous dis qu'elle n'y est pas!

— Oh! je connais ça! quand bien même elle n'y serait pour per-sonne, Mme Birais y est pour moi. Portez-lui ma carte et vous verrez comme les portes s'ouvriront.

— Mais monsieur, du moment que madame n'est pas là, je ne peux pas lui remettre votre carte, laissez-la moi; et elle l'aura dès qu'elle sera rentrée.

— Alors, c'est bien vrai; elle n'est pas là?

— Il y a une demi-heure que je vous le dis!

— Et à quelle heure rentrera-t-elle?

— Pas avant cinq heures.

— Diable! il n'en est que trois!

— Cela fait deux heures, ce n'est pas bien long!

— Je vais attendre!

— Comme vous voudrez.

— Il viendra beaucoup de monde à cinq heures?

— Cela dépend, il y a des jours où il ne vient personne, il y en a d'autres...

— Comme je suis pressé, toute réflexion faite, je n'attendrai pas ; mais je serai là à quatre heures et demie et n'oubliez pas que je suis le premier inscrit. Au revoir !

— Bonjour, monsieur !... Est-il assommant, ce petit vieux !

Presque immédiatement un coup de sonnette retentit.

— Bon ! la voilà justement réveillée ! S'il avait attendu cinq minutes de plus...

La soubrette se rendit près de sa maitresse. Celle-ci s'était en effet éveillée, mais elle conservait de son repos artificiel une lourdeur écrasante, qui lui enlevait encore toute liberté de mouvement.

— Donnez-moi du thé, dit-elle, je souffre de la tête ! Je crois que vous avez donné la dose un peu forte... Quelle heure est-il ?

— Trois heures un quart, madame !

— J'ai dormi quatre heures !... Il n'est venu personne ?

— Pardon madame ! il est venu, au contraire, beaucoup de monde, et en dernier lieu, un petit vieux qui m'a donné sa carte et qui semblait très pressé de parler à Madame.

— C'est Beautin, je pense ?

— Voici sa carte, madame.

— Que me veut-il encore ?... Lorsqu'il reviendra, vous lui direz que je viens de partir pour... pour le Havre et que je ne reviendrai que dans huit jours.

— Bien, madame.

— Laissez-moi... et ne recevez personne, à l'exception toutefois du vicomte d'Albert.

Lorsqu'elle fut seule, Mme Birais passa dans son cabinet de toilette, répara le désordre que son sommeil prolongé avait apporté dans sa tenue et prit un livre pour tuer le temps.

Si ses yeux suivaient les lignes, son esprit était ailleurs ; elle songeait à l'homme d'affaires et, par moments, sa physionomie exprimait
l'angoisse la plus terrible; puis, soudain, la tranquillité succédait à
l'inquiétude, quand elle avait trouvé quelque combinaison pour
attendrir le cœur sec du petit homme.

Elle avait aussi des mouvements d'impatience et murmurait à mi-
voix :

— Il faut en finir; d'une façon ou d'une autre ; il y aura scandale;
autant vaut, puisqu'il est inévitable, qu'il me serve à quelque chose.
Et ce niais de vicomte qui ne comprend pas! Quatre heures! Dans
une heure il sera là, combinons bien notre affaire.

Un bruit de portes violemment ouvertes l'arrêta dans ses réflexions.

Il lui sembla qu'on discutait dans son antichambre. Puis elle
entendit très distinctement :

— Je vous dis qu'elle y est!

— C'est votre idée peut-être, mais je vous dis, moi, qu'elle n'y est
pas!

— Laissez-moi passer : j'en prends la responsabilité, vous ne serez
pas grondée!

— Mais c'est un peu fort! Cette porte est celle de la chambre de
madame et vous n'y entrerez pas!

— Ah! ah! puisque c'est comme cela...

On entendit une forte bousculade et la porte céda brusquement,
livrant passage à M. Beautin, tout essoufflé de la lutte qu'il venait de
soutenir.

Mme Birais, furieuse, exaspérée, s'était levée, et indiquant du doigt
la porte qui venait de s'ouvrir, s'était écriée à deux reprises :

— Sortez, monsieur ! sortez!

— Madame, j'y suis, j'y reste; il est trop difficile de vous rencontrer pour que je consente à perdre l'occasion que j'en ai ce soir.

— On n'entre pas ainsi chez une femme! Je vous ordonne de
sortir!... Si vous ne m'obéissez pas, je vous fais jeter dehors par
mes domestiques.

M. Beautin se retourna, ferma la porte de l'appartement, mit la
targette et revenant vers Mme Birais, littéralement en cage :

— Pas tant de tapage, ma belle dame! nous avons à causer
d'affaires sérieuses, et si quelqu'un n'est pas éloigné de sortir d'ici,
ce n'est pas moi, c'est vous !

— Mais ne pouviez-vous pas m'écrire? répondit-elle subitement
radoucie, vous venez faire ici un scandale sans nom !

— Si vous vouliez bien me répondre lorsque je vous écris, je pourrais à la rigueur confier au papier ce qu'il faut que je vous dise, mais
je n'ai pas encore eu le plaisir de voir une ligne de votre écriture, si
ce n'est sur ces billets à l'occasion desquels je viens vous trouver.

— Vous voulez de l'argent?... Je n'en ai pas !

— Cependant, il m'en faut, reprit Beautin en se redressant comme
un coq sur ses ergots, et si vous ne voulez pas m'en donner de gré,
j'en prendrai de force,

Mme Birais vit qu'il n'y avait pas à lutter, elle indiqua de la main
un fauteuil à l'homme d'affaires, s'assit elle-même et dit : « Causons. »

— Ah! à la bonne heure, vous devenez raisonnable!

— Je vous dois?

— Trois cent quatre-vingt dix-sept mille francs soixante-cinq
centimes !

— Vous dites?

— Trois... cent... quatre-vingt... dix-sept mille francs soixante-
cinq centimes, répéta Beautin en scandant sa phrase!

— Mais c'est impossible!

— J'ai là vos billets, et si vous voulez vous donner la peine de
vérifier.

— Vous ne m'avez pas remis plus de cent cinquante mille francs !

— Et les intérêts ?

— C'est-à-dire que c'est de l'usure, de l'escroquerie.

— Oh ! madame, pas de gros mots, je vous en prie. Lorsque vous avez eu besoin d'argent, je ne me suis pas fait tirer l'oreille pour vous en donner ; aujourd'hui que je vous en demande, ne vous retranchez pas derrière des questions oiseuses pour m'en refuser.

— Vous me prenez au dépourvu.

— Vous n'ignoriez pas vos échéances !

— Mais nous n'y sommes pas, je suppose.

— Demain !

— D'ici demain, vous serez payé.

— Alors, pourquoi pas aujourd'hui ?

— Parce que !... Parce que je n'ai pas d'argent, s'écria Mme Birais, redevenant furieuse.

— Trouvez-en !

— C'est facile à dire !

— Oh ! si vous faites la sourde oreille, je saurai bien en trouver, moi !

— Où ça, je vous prie ?

— Et ce mobilier ? et vos bijoux ?

— C'est-à-dire que vous me feriez saisir ?

— Je n'hésiterais pas un instant ; voici bien assez longtemps que j'attends, et ma patience est à bout.

— Vous êtes un misérable !

— Pas de gros mots, madame, je vous l'ai déjà dit ; à quoi cela sert-il ?

— Si je vous indiquais un moyen de toucher cet argent que vous me réclamez, m'aideriez-vous ? dit Mme Birais après avoir réfléchi.

— Cela dépend madame, si le moyen est honnête oui, sinon, non.

Mme Birais regarda son interlocuteur d'un air de souverain mépris et leva les épaules.

— Croyez-vous que je veuille comparaître en cour d'assises? demanda Beautin.

— Vous vous contentez de la friser ?

— Absolument comme vous, madame !

Il s'inclina profondément.

Mme Birais avait des larmes dans les yeux, des sanglots dans le gosier, qui l'étouffaient; elle aurait voulu pouvoir faire jeter cet homme à la porte; mais elle avait peur, se savait absolument enchaînée; aussi, maîtrisant son émotion, elle répondit :

— Vous êtes insolent comme un page, monsieur Beautin ! En voilà assez !

Voyez les quelques lignes tracées sur ce papier, vous chargez-vous d'imiter ou de faire imiter cette écriture ?

— Cela dépend de ce qu'il faudra faire écrire.

— Deux lignes.

— Mais encore ?

— Ceci par exemple : « Je laisse à Mme Birais, mon amie, la totalité de ma fortune. »

— Et signer ?

— Bien entendu.

— Je vous ai déjà dit que je ne voulais pas aller au bagne !

— Alors, faites ce que vous voudrez, vous n'aurez rien.

— Très bien, je vais de ce pas faire ordonner le commencement des poursuites...

— Prenez garde au scandale, monsieur Beautin ; vous avez une nombreuse clientèle, je me chargerai de faire votre réputation !...

— Vous êtes mille fois trop bonne... la vôtre sera faite avant la mienne... Adieu, madame, à demain...

Mme Birais l'arrêta.

— Il me vient une idée, dit-elle ; et, sans signature, écririez-vous ce que je vous ai dit ?

— Parfaitement, cela n'offre aucun inconvénient.

— Et vous me promettez ces deux lignes sur un papier timbré et bien daté, pour demain ?

— Vous les aurez dans cinq minutes ! le temps de m'essayer la main trois ou quatre fois.

— Mettez-vous là et écrivez !

On frappa discrètement à la porte.

— Entrez ! répondit Mme Birais.

— M. le vicomte d'Albert est là, dit la femme de chambre

— Priez-le d'attendre un instant.

— Voilà ! fit M. Beautin en présentant à Mme Birais une feuille de papier timbré qu'il avait tirée de sa serviette, et sur laquelle il avait tracé les lignes demandées.

— C'est à s'y méprendre !

« Je laisse à madame Birais, mon amie, la totalité de ma fortune. »

« Paris, ce 9 novembre 1885. »

— Vous êtes satisfaite ?

— Oui !

— Il faut bien peu de chose pour vous rendre aimable ! Mais ce papier ne signifie rien ; il lui manque l'essentiel : une signature.

— Elle y sera ce soir !... Seulement, il faut que vous m'accordiez quinze jours.

— Désolé, chère madame, c'est demain l'échéance, il faut que je sois payé demain.

— Mais enfin, reprit Mme Birais impatientée, si je promets que tout soit soldé dans quinze jours, il me semble que vous avez tout intérêt à m'attendre et à éviter un scandale qui ne vous donnera pas la moitié de ce que vous me réclamez.

— C'est juste ! mais qui me prouve que vous tiendrez votre promesse ?

— Ma parole.

— Cela ne me suffit pas.

— Qu'exigez-vous ?

— Une garantie !

— Laquelle ?

— Par exemple, un billet d'une vingtaine de mille francs que je vous rendrai le jour où cette affaire se terminera régulièrement.

— Mais qui me fera rendre ce billet, si vous vous y refusez alors ?

— Vous avez ma parole, madame !

— Vous ne vouliez pas de la mienne.

— Je suis homme d'affaires.

Mme Birais hésita, réfléchit, et répondit fiévreusement :

— Faites votre billet que je le signe !

Puis, lorsque ce fut fait :

— Je suis bon prince, lui dit Beautin, je vous donne jusqu'au 1er décembre.

— C'est bien ! avez-vous une enveloppe ?

— Voici !

— Mettez-y ce papier timbré, et envoyez-le moi dans une heure juste, n'y manquez pas.

— Vous pouvez y compter.

— Ai-je besoin de vous demander de la discrétion ?

L'homme d'affaires sourit en s'inclinant jusqu'à terre et s'esquiva.

Mme Birais sonna, puis s'étendit avec nonchalance sur sa chaise longue.

5.

— Faites entrer M. d'Albert, dit-elle à sa femme de chambre lorsqu'elle se présenta.

Le vicomte parut; il tenait à la main deux ou trois journaux.

— J'ai vainement cherché l'affaire du préfet de l'Eure, dit-il en entrant, je n'ai pas pu la trouver! Pas un journal n'en parle!... Allez-vous mieux?

— Merci, beaucoup mieux, cette morphine produit des effets prodigieux! Depuis que le docteur me fit ma première piqûre, j'ai toujours dompté la souffrance! C'est admirable.

— Mais bien dangereux!

— En aucune façon.

— Vous êtes dans l'erreur la plus absolue; depuis quelques années, la morphine est à la mode, et vous en usez parce que c'est le genre; prenez garde qu'elle vous joue un vilain tour! Le soulagement qu'elle vous procure est absolument artificiel, et si la douleur semble s'évanouir, c'est pour céder le pas à un empoisonnement lent et certain.

— Vous êtes bien lugubre, vicomte!

— Vous trouvez? chère madame, si je me permets de vous donner d'aussi franches explications, c'est que je serais désolé que l'abus que vous faites de la morphine vous fût fatal.

— Vous seriez bien débarrassé, hé!

— Oh! ce que vous dites là est fort mal, et je suis persuadé que vous ne le pensez pas.

— Non, mon ami! il ne faut pas m'en vouloir, je suis nerveuse, agacée, j'avais cru que la réalisation de nos projets ne se ferait pas attendre, que vous obtiendriez, sans trop de peine, ce divorce indispensable, et je vois que nous en serons réduits à rester simplement de bons amis!

— Je croyais que vous deviez m'indiquer un moyen.

— Une folie ! une idée comme j'en ai quelquefois ; à quoi bon ? J'ai réfléchi, ce n'eût pas été possible... J'étais énervée ce matin, lorsque je vous reçus pour la première fois... J'ai changé d'idée... Ma piqûre m'a reposée souverainement.

— Vous vous êtes donné là une triste satisfaction ; si vous étiez réellement mon amie, comme vous le dites, vous suivriez mes conseils et vous renonceriez absolument à cette fatale passion de la morphine.

— Que vous êtes donc entêté ! Mais ce n'est rien du tout que ces piqûres ! Rien, absolument rien ! et la douleur fuit comme si elle était enlevée avec la main ; puis c'est un bien-être indicible, un sommeil doux, des rêves !... Il faut absolument que je vous convertisse ! Du reste, vous parlez là d'une chose que vous ne connaissez pas. Donnez-moi votre bras, je veux que vous en goûtiez une fois au moins, vous pourrez alors parler en connaissance de cause.

— Jamais de la vie !

— Je le veux.

— Quelle folie !

— C'est possible, mais je le veux ! Vous ne prétendez pas me contrarier, je suppose.

— Certes non !

— Alors, donnez-moi votre bras.

— C'est complètement ridicule ; mais enfin, s'il ne faut que cela pour vous contenter.

Mme Birais s'était levée, avait pris le petit instrument dont elle se servait pour elle-même, l'avait chargé de morphine et s'était approchée du vicomte, assis près d'une table de chêne **qui** tenait le milieu de la pièce.

— Relevez un peu la manche de votre chemise ; oh ! pas tant... comme cela... Attendez... là !... c'est fait ! Qu'avez-vous senti ?

— Rien ! une piqûre d'épingle ! Quelle idée vous avez eue de vouloir
que moi aussi je me morphinise !

— C'était un caprice ! il est satisfait, et j'espère que dorénavant vous
laisserez là toutes vos longues tirades contre le roi des remèdes.

Mme Birais reprit sa place, le vicomte s'accouda sur la table.

Elle le regardait avec des yeux dans lesquels l'inquiétude et l'impatience se trahissaient. Son regard allait du vicomte à la pendule,
et de la pendule à la porte.

Le silence s'était fait subitement entre eux.

Ils ne causaient plus.

Elle, observait fiévreusement.

Lui, se demandait ce qu'il éprouvait et se rendait mal compte des
sensations qui s'emparaient de son être.

En somme, qu'avait-il ressenti lorsque Mme Birais, pinçant la peau
de son bras, avait introduit dans sa chair la pointe du petit instrument de verre chargé de morphine ? Presque rien, comme il l'avait
dit, la sensation d'une piqûre d'épingle. Et voilà que, subitement,
l'angoisse étreignait son cœur, une sorte de stupeur s'emparait de
lui, des démangeaisons très vives, partant du bras sur lequel avait
eu lieu la petite opération, gagnaient tout son corps, il transpirait
abondamment, souffrait d'une soif très intense, et oubliait de respirer
au point de s'asphyxier.

Tels étaient les effets de la dose de morphine administrée au
vicomte.

Mme Birais, à l'aspect de ses lèvres cyanosées, à la pâleur de sa
face, à l'arrêt subit de sa respiration, crut un instant qu'elle était
allée trop loin et que la mort menaçait sa victime.

Ce n'était pas ce qu'elle voulait.

Elle eut peur, et se rappelant que, sous l'influence de la morphine,
la sensibilité devenait extrème, elle pinça fortement M. d'Albert,

qui se reprit à respirer ; elle le tint ainsi en haleine, jusqu'au moment ou un sommeil invincible le terrassa.

Il venait de s'affaisser sur la table qui se trouvait devant lui, lorsque la bonne apporta, sous enveloppe, le papier timbré de M. Beautin.

— Il arrive trop tard ! dit à mi-voix Mme Birais, nous verrons au réveil.

L'attente fut longue, le vicomte était littéralement terrassé.

Comme un oiseau de proie guettant un pauvre passereau, Mme Birais s'était placée en face de lui et ne le quittait pas de l'œil.

Elle avait mis sur la table une plume et de l'encre, et tenait à la main le fameux papier sur lequel il lui fallait à tout prix une signature.

Et pendant qu'il dormait, elle repassait dans son esprit les terreurs quotidiennes qui l'assiégeaient, et se demandait si réellement elles allaient finir.

Pour y mettre un terme, il lui fallait de l'or, et puisqu'elle ne pouvait avoir celui du vicomte, en devenant sa femme, elle s'en emparerait en se faisant son héritière.

La question redoutable : quand mourra-t-il ? avait été aussitôt résolue que posée.

Mme Birais connaissait son Paris sur le bout du doigt, elle n'ignorait pas qu'il est très facile de se débarrasser d'un gêneur sans que la police ait à se préoccuper en quoi que ce soit de sa disparition.

Il suffisait d'être adroit, intelligent, et d'avoir des amis ; or elle se connaissait trop pour douter du succès de son entreprise.

Le difficile était d'arracher la signature.

Il était fort tard lorsque le vicomte sortit de la torpeur dans laquelle la morphine l'avait plongé.

Son premier mouvement fut de se couvrir les yeux de ses deux mains; on eût dit qu'il avait peur, qu'il voyait quelque chose d'effrayant.

C'était une hallucination.

Mme Birais ne perdit pas de temps ; elle poussa devant lui la feuille qu'elle tenait à la main, en ayant soin d'en dissimuler le contenu, et lui dit brutalement :

— Signez vite ! Il y a une heure qu'on attend.

— Quoi ? signer quoi ?

— Cette demande en divorce!

— Ah oui ! oui ! c'est juste !

— Mais dépêchez-vous, mon ami, dépêchez-vous donc, on s'impatiente à la porte !

Au lieu de signer, le vicomte se leva, étendit les bras, bâilla, et, revenant vers la table où Mme Birais attendait fiévreuse et agitée:

— Vous disiez? demanda-t-il.

Il y avait de la vie dans son regard, le sommeil ne laissait plus aucune trace d'engourdissement, la partie était perdue.

Mme Birais, qui l'avait compris, avait eu soin de faire disparaître le papier timbré ; mais comme elle était adroite, elle ne changea pas le sujet de la conversation et reprit sur le ton le plus calme :

— Il y a plus d'une huere qu'on attend les indications que vous devez fournir pour introduire votre demande en divorce; voulez-vous les mettre là, sur ce papier ?

— Laissez-moi reprendre un peu mes idées, chère madame. Je crois, ma parole d'honneur, que j'ai eu l'inconvenance de m'endormir en votre présence.

Voyant qu'il ne songeait plus à la première affaire, l'insidieuse femme l'abandonna aussi, et, sans répondre à sa question, lui demanda s'il voulait partager son dîner.

— C'est à la fortune du pot, dit-elle; nous causerons, et nous verrons ensemble ce que nous pourrions faire pour arriver au résultat que nous désirons.

Le vicomte accepta.

On passa dans la salle à manger. Il était tard, ils se mirent immédiatement à table.

Ce que Mme Birais appelait la fortune du pot était un excellent souper; elle voulut l'arroser des meilleurs vins de sa cave.

Très excité par la morphine qu'il avait absorbée, le vicomte fit grand honneur à ce qu'on lui servit, et, lorsqu'il se leva de table, les vins nombreux et capiteux qu'on lui avait offerts lui troublaient légèrement le cerveau.

— Goûtez-moi cette fine champagne, vicomte, lui dit Mme Birais en passant dans son salon, c'est un cadeau que j'ai dernièrement reçu de Cognac; mais il faut commencer par la plus jeune pour arriver ensuite à la meilleure.

Elle disposa quatre verres d'assez grandes dimensions sur la cheminée et les remplit tous les quatre.

— Parfait ! dit M. d'Albert après avoir vidé lentement, à petites gorgées, le premier qu'elle lui présenta.

— C'est de la récolte de 1865, voyez le suivant, c'est du 58.

— Très bon aussi ! mais je trouve peu de différence avec le premier.

— Je vous attends au troisième !... Eh bien ! qu'en dites-vous ?

— Exquis, absolument exquis, et cela date de...?

— 1851 ! vicomte... Asseyez-vous !

D'Albert, littéralement gris, se laissa choir sur le canapé.

Mme Birais jeta dans la cheminée deux énormes morceaux de bois qu'elle se donna la peine de prendre elle-même, sans crainte de s'abîmer les doigts et souffla le feu.

Les flammes se mirent à mordre à même, et bientôt il y eut dans le petit salon une élévation notable de température.

Le quatrième verre de fine champagne était sur la cheminée, elle le prit et l'apporta au vicomte qui l'avala d'un trait.

C'était plus que suffisant, le malheureux n'avait plus sa raison. L'ignoble femme, qui avait juré d'avoir sa fortune, avait enfin réussi; dans l'é t ou elle l'avait mis, M. d'Albert n'avait plus conscience de ses actes.

Elle plaça devant lui, et cette fois sans la moindre précaution, son papier timbré et le lui fit signer.

Puis une fois en possession de cette pièce, elle poussa hors de son appartement le malheureux qu'elle venait de dépouiller, sans se préoccuper de son état, ne se demandant même pas s'il aurait la force de rentrer chez lui, ou s'il ne serait pas dévalisé par des rôdeurs, assassiné peut-être.

Elle le souhaitait, sans doute, les choses eussent marché plus rondement.

CHAPITRE III

Gontran de Moutiers avait passé toute sa journée au cercle.

Sa mère, lorsqu'il rentra pour dîner, lui demanda s'il avait vu le directeur de sa Compagnie d'assurance.

— Non, dit-il assez négligemment.

— Nous avons eu sa visite, reprit Mme de Moutiers, et il s'est plaint de ton peu d'assiduité au travail.

— Mon directeur est une vieille bête, répondit Gontran, et il semble ne pas se douter qu'une des conditions de succès dans son affaire est d'avoir de grandes et nombreuses relations... Je m'en crée, et des meilleures.

Mme de Moutiers eut la faiblesse de rire.

Gontran n'en voulait pas davantage. Il passa immédiatement à un autre ordre d'idées et raconta que le soir même il avait une réunion très sérieuse, à laquelle il fallait absolument qu'il assistât.

Ses amis et lui fondaient une société, dont on lui avait offert la présidence.

Il dîna rapidement et sortit.

La grosse affaire qui, depuis le matin, lui avait pris tout son temps, donnait bien une idée de son caractère et de celui de ses amis.

Il s'agissait d'organiser un comité dont le but était de trouver tous les jours un plaisir nouveau et de rédiger un programme de fêtes continuelles.

— La vie est trop courte pour qu'on laisse échapper, sans l'employer au plaisir, un seul de ses instants, avait dit celui de ces messieurs qui avait imaginé la chose, formons-nous en société, en groupe, en comité, comme on voudra, mais prenons pour devise, « du plaisir, encore du plaisir, et toujours du plaisir. »

Que pas un jour ne se passe sans que nous ayons fait la fête !

Ces quelques mots avaient été très approuvés, et immédiatement le cercle s'était baptisé du nom de « Société des fêtards. »

Gontran, très apprécié de ses camarades, avait été, à la presque unanimité, nommé président du nouveau club.

On rédigea des programmes, un règlement; il y eut un tarif d'amendes, des obligations à remplir, un serment à prêter.

On devait jurer de ne vivre que pour le plaisir. La gaîté était obligatoire, et tout membre du groupe surpris, à trois reprises différentes, dans un accès de tristesse ou de mauvaise humeur, était impitoyablement rayé des contrôles du corps.

La plupart des membres de cette association appartenaient à d'excellentes familles, trop faibles malheureusement pour crier casse-cou à tous ces étourdis.

Nous disons étourdis avec intention : ils l'étaient, en effet, et la légèreté, bien plutôt que la méchanceté et la dépravation, les poussait.

Ils suivaient malheureusement le courant de l'époque, et ces jeunes viveurs préparaient à la France la génération abâtardie qui fera, dans un quart de siècle, la honte de notre pauvre pays.

Aujourd'hui, il faut bien le reconnaître, la société glisse sur une pente fatale; il n'y a plus de famille, plus de religion, on pourrait même dire plus de patrie.

Les pères donnent aux enfants les plus déplorables exemples, et les mères, lorsqu'elles ne sont pas mondaines, restent oubliées au coin du feu.

Le fils n'est pas encore un homme, qu'il déserte déjà le foyer domestique; il lui faut le boulevard, les tavernes et les coulisses. Son but est de s'amuser; son unique pensée, le plaisir; sa seule préoccupation, ne pas manquer une partie fine.

Le devoir, le travail, les bonnes mœurs sont des fardeaux trop lourds; pourquoi s'en charger?

Au sortir du collège, l'objectif est d'être admis au club des fêtards; tous les efforts du jeune homme tendent à y rester le plus longtemps possible, et lorsque, poussé par des nécessités de situation ou de famille, il faut, bon gré mal gré, faire une fin, on songe au mariage.

Oh! la jolie famille qui va se fonder dans de pareilles conditions!

L'homme est usé avant l'âge, il s'est blasé par l'abus de toutes les satisfactions matérielles. Il se marie parce qu'on lui dit qu'il doit le faire, et il apporte à sa future, avec un estomac délabré, des yeux malades et un crâne où déjà les cheveux se font rares, un cœur qui a connu toutes les affections, sauf les bonnes. Quelle désillusion pour l'épouse, si sa mère a pris soin de l'éloigner du monde où l'on s'amuse!

Quel désenchantement quand, après quelques semaines consacrées à l'indispensable voyage de noce, Monsieur rentre à Paris, rejoint son cercle, reprend ses habitudes d'autrefois, redevient fêtard et se borne à passer de l'armée active du plaisir à la réserve!

La femme, dans ce milieu glacé qui est son intérieur, cherche trop souvent dans le monde les distractions qui lui manquent; elle a soif d'affection, de dévouement, d'abandon et elle frappe à toutes les portes sans trouver la bonne.

Alors, triste et découragée, elle se retourne vers Dieu, si elle croit en lui, et trouve près du souverain Consolateur la force de supporter ses souffrances.

Si par malheur le vent de l'impiété a soufflé sur son âme, elle aussi se donne toute au plaisir. Pour que sa chaîne lui paraisse moins lourde, elle la traîne dans le monde des fêtards à outrance ; et lorsque ces deux étrangers, le mari et la femme, entrent dans un salon, un de ceux trop nombreux, hélas ! où le mot d'ordre est de rire de tout et de ne croire à rien, les satisfactions d'amour-propre, les adulations, les enivrements du bal viennent combler pour un moment le vide de ces deux âmes, qui n'en devient ensuite que plus affreux ! Ils sont passés l'un et l'autre à côté du bonheur.

A qui la faute ?

Au monde qui ne respecte plus rien, qui n'a plus ni religion, ni sentiments élevés, au monde qui ne pense qu'à faire la fête.

De même que ces immenses plaines et ces coteaux dorés par les rayons du soleil, sur lesquels poussait jadis, forte et vigoureuse, la vigne, des grappes de laquelle sortaient nos vins généreux, sont aujourd'hui dévastés par un insecte meurtrier et n'offrent plus à l'œil étonné que de larges taches, preuve certaine du fléau qui les ruine ; de même la société, jadis forte, est maintenant atteinte par la plus cruelle des affections.

On voit dans tous les rangs, à tous les degrés de l'échelle sociale, des taches révélatrices, lèpre hideuse, qui ronge lentement, mais sûrement, notre vieux monde.

Comme la vigne, la société a son microbe ; ce microbe, c'est l'irréligion.

Son œuvre est rapide et fatale, il se reproduit avec une effrayante facilité, et ses fruits sont :

La désorganisation de la famille et la ruine du pays.

L'irréligion est le microbe générateur, il a fait son nid dans le monde et ses effets désastreux se traduisent sous toutes les formes.

La femme qui déserte son foyer pour ne songer qu'au plaisir :
microbe !

L'homme qui rougit de travailler et qui ne vit que pour jouir :
microbe !

Le grelotteux : microbe !

Le fêtard : microbe !

L'aventurière : microbe !

Et tous ces énervés, tous ces inutiles, portent le mal dont ils
sont atteints, dans le monde qui les entoure.

Et les drames de famille remplissent les colonnes de la presse et
alimentent les cours d'assises, et le divorce fleurit, et le vitriol est
à la mode, et la morphine donne aux épuisés la force de s'amuser
encore, et les mères se désolent, et les fils se déshonorent, et l'é-
ternel ennemi du genre humain rit méchamment en contemplant son
œuvre, tandis que là-haut, devant l'éternelle justice, le Christ détourne
sa vue, et pleure sur ceux pour lesquels il a vainement souffert.

Tel est notre vieux monde, tels sont les microbes qui le rongent.

Dieu merci ! près de ces tristesses, hélas ! trop communes, il y a
des joies qui dilatent l'âme ; près de l'ivraie, est le bon grain.

Au milieu de la décadence générale, nous trouvons, et nombreux
encore, il faut le dire très haut, des caractères intègres, des âmes
élevées qui comprennent la vie, qui savent ce qu'elle vaut et qui
mettent au-dessus du plaisir le devoir.

Paris, la ville du luxe et des grandes débauches, est aussi la ville
de la charité et de la foi.

Comme à Paris, dans toutes nos villes de France on trouve encore
des hommes qui ne rougissent pas de leur titre de chrétien ; qui
accomplissent simplement, mais sans hésitation, tous les devoirs que
leur foi leur impose.

Ceux-là sont le bon grain, ils ont échappé à la contagion, ils l'affrontent cependant tous les jours et font ce qu'ils peuvent pour lutter contre elle et arrêter ses progrès.

Lorsque pour eux l'heure est venue de former souche, ils choisissent celle qui doit être la compagne de leur vie ; ils font peu de cas des grosses dots qu'un hasard peut anéantir, d'une beauté que le temps flétrira.

Ce qu'ils cherchent, c'est le trésor inépuisable, c'est la beauté impérissable, c'est la vertu.

Lorsqu'ils l'ont trouvée, ils se donnent tout à elle ; et le couple nouveau avance dans la vie avec quiétude et sérénité, fort de son inébranlable confiance en Dieu.

Henri de Blinois était de ceux-là.

Lorsqu'il sortit du petit entresol de la rue de la Michodière, son cœur, soulevé par l'indignation, bondissait dans sa poitrine.

Il rencontra Gontran de Moutiers.

— Venez donc avec moi jusqu'au boulevard, lui dit le jeune étourdi en passant son bras sous le sien et en l'entraînant doucement.

— Où allez-vous ? lui répondit Henri.

— Au cercle : nous organisons un club, mon cher, tout ce qu'il y a de plus bécarre !

— Ah ! et vous en êtes naturellement.

— On m'offre la présidence !

— Mes compliments !

— Je vous enrôle ?

— De quoi s'agit-il ?

— C'est tout simplement gigantesque, il s'agit de constituer un comité chargé de nous trouver une partie de plaisir par jour ; nous aurons pour devise : « La joie quand même. »

— Très original !

— N'est-ce pas ? Je vais vous faire inscrire.

— Gardez-vous-en bien.

— Vous refusez?

— Carrément!

— Ah! mon excellent bon, vous n'êtes pas bécarre du tout.

— Croyez-vous que j'aie le temps de songer à ces enfantillages?

— Pourquoi pas?

— Et mon service! et mes théories! et mes examens pour l'école de guerre!

— C'est assommant tout cela!

— Et puis je ferais triste mine au milieu de vous.

— On vous dériderait; mais je n'insiste pas!... Tenez, si pendant quarante-huit heures vous vous présentiez avec une mine comme celle que vous avez aujourd'hui, vous seriez impitoyablement rayé des contrôles... c'est un des articles du règlement.

— Vous voyez donc bien que je ne saurais, en aucune façon, faire partie de votre nouvelle société.

— Vous êtes-vous amusé à Crouy?

— Peuh! Pas plus qu'il ne faut, et vous?

— Moi! Je me suis amusé comme un fou, cette petite Mme Anselme est un boute-en-train comme il n'y en a plus; puis j'ai beaucoup causé avec l'Américaine, la belle Mme Birais, c'est une femme d'esprit.

— Elle en a trop!

— Bah!... c'est une femme à la mode; il est évident que je n'en ferais pas la société habituelle de ma mère et de ma sœur, mais une fois par hasard, on peut la recevoir sans se compromettre; elle m'a demandé de la faire inviter chez...

— Je vous demande pardon de vous interrompre, mais je suis obligé de vous quitter...

— Vous rentrez chez vous?

— Non, je vais faire une course.

— Vous verra-t-on ce soir ?

— Je ne pense pas.

— A bientôt alors !

— Adieu... Et moi qui allais confier ma tristesse à cet étourneau ! se dit en s'éloignant le jeune lieutenant, il n'y eut rien compris... Les de Tailleboy doivent être chez eux à cette heure-ci...

M. de Blinois se dirigea vers la place de la Concorde pour rejoindre de là, après avoir passé la Seine, la rue de Bourgogne, où demeuraient ses amis de Tailleboy.

Au moment où il allait sonner au n° 22, Edgard de Tailleboy, qui sortait, se trouva face à face avec lui.

— Ah ! te voilà ! lui dit-il. Eh bien, tu nous en fais de belles ! Nous comptions sur toi hier au soir et il paraît que tu es allé courir les champs avec maître Gontran !... Je ne te reconnais plus !

— C'est vrai, j'ai eu tort ; ton père est-il là ?

— Oui, mais il ne tardera pas à sortir.

— Je monte lui parler ; il est seul ?

— Absolument seul, il va te laver la tête !

— Qui aviez-vous hier ?

— Nous étions réduits à notre plus simple expression : les dames d'Albert et de Moutiers.

— On n'a pas dansé alors ?

— J'étais tout seul en fait d'hommes !

— J'aurais mieux fait de rester ici !

— Quelle diable d'idée as-tu donc eu d'aller chez ces Bureau ?

— Une fantaisie... Que sais-je... Je vais conter cela à ton père.

— Tu le trouveras dans son cabinet.

Henri monta lentement, réfléchissant à ce qu'il allait dire.

Lorsqu'il entra chez M. de Tailleboy, celui-ci le reçut gaîment en lui disant :

— Ah ! vous venez vous excuser, monsieur le vagabond, de nous avoir fait faux bond hier au soir; on vous pardonne pour cette fois, mais ne recommencez pas. Comment allez-vous ?

— Je suis furieux !

— Furieux ! vous n'en avez pas l'air.

— Peut-être, mais je vous certifie que j'en ai la chanson. Vous ne devineriez jamais ce qui m'arrive.

— Alors, dites-le moi ?

— C'est précisément pour ce motif que vous me voyez venir vous relancer d'aussi bonne heure.

— De quoi s'agit-il ?

— Voici : J'étais allé passer ma journée d'hier à Crouy, entraîné par Gontran de Moutiers qui m'avait affirmé que Mme et Mlle d'Albert y seraient, et je n'y ai trouvé que le vicomte, ce qui n'était pas du tout la même chose.

— Mon pauvre Henri ! Comment aviez-vous pu supposer que Mme d'Albert conduirait sa fille chez des gens qu'elle n'a pas l'habitude de voir ?

— Est-ce que Mme Anselme n'est pas l'amie de pension de Mlle d'Albert ?

— Si, mais elles n'ont pas conservé leurs relations depuis le mariage de Mlle Bureau.

— Je suis cependant certain que ces dames avaient été invitées, et, du reste, je ne connaissais en aucune façon la famille Bureau ; on m'avait dit qu'elle voulait essayer de rapprocher le vicomte de sa femme, je l'ai cru.

— Soyez bien persuadé, mon cher Henri, que si ce rapproche-ment doit avoir lieu, il ne se fera pas par l'intermédiaire de M. ou de Mme Bureau.

— Bref, je suis allé à Crouy, et j'en suis revenu avec le vicomte

6

d'Albert; il se montrait d'une gracieuseté parfaite et je me félicitais de ses bonnes dispositions. Il m'invite à déjeuner ce matin, j'hésite, je déclare que je crains d'être indiscret, il insiste et m'emmène de force chez lui, puis savez-vous ce qu'il me propose ?... Un marché honteux !

« — Vous aimez ma fille, me dit-il, on me l'a appris. Je veux bien vous accorder sa main, mais à une condition : c'est que vous obtiendrez de votre belle-mère qu'elle consente à demander le divorce que je réclame depuis si longtemps. »

— C'est un misérable !

— C'est ce que je lui ai fait comprendre; je n'ai pas attendu la fin du déjeuner, je me suis levé de table et me voici.

— Mon pauvre ami, vous m'avez souvent consulté sur vos projets de mariage et vous savez que je vous ai toujours dit que je considérais comme bien difficile leur réalisation. Mme d'Albert ne veut à aucun prix entendre parler d'une séparation de corps, qui existe de fait, mais qui n'a jamais été judiciairement prononcée. Elle espère que son mari lui reviendra. Dans ces conditions, pour épouser Marie, il vous faudra le consentement de son père et vous ne paraissez pas être en voie de l'obtenir.

— Pas précisément ! Et c'est justement parce que je commence à perdre courage que je viens vers vous pour me fortifier et chercher les conseils que vous avez toujours eu la bonté de me donner.

— Il est doux, mon cher ami, de conseiller un garçon tel que vous; j'avais promis à votre père de vous traiter en véritable ami, en enfant de la maison; vous faites donc bien de venir me conter vos peines lorsque vous avez le cœur gros.

— Je n'ai que vous, vous seul absolument !

M. de Tailleboy serra la main d'Henri et continua:

— Je ne vois qu'une chose à faire, c'est d'adresser votre demande à Mme d'Albert; il faudra bien qu'elle prenne une décision, qu'elle s'explique, et peut-être, d'ici là, trouverons-nous un moyen de nous tirer d'embarras.

— Mais cette demande ?

— Je m'en charge.

— Vous êtes toujours bon !

— Voyons, c'est aujourd'hui lundi, revenez jeudi soir; vous dînerez avec nous et je pense pouvoir, ce jour-là, vous donner une réponse quelconque.

Henri de Blinois quitta M. de Tailleboy et rentra chez lui.

Le lendemain soir comme il revenait de l'Ecole militaire, il trouva dans son courrier une lettre à son adresse dont l'écriture lui était bien connue.

Il en brisa l'enveloppe avec émotion, et lut avidement.

« Je sors de chez Mme d'Albert, mais je n'ai pu lui dire un mot de vos projets, elle n'est pas chez elle. Un grand événement, qu'on ne peut qualifier de malheur, vient de la frapper. Le vicomte d'Albert est à toute extrémité. »

« A vous,

« E. DE TAILLEBOY. »

— Mais c'est une mort subite! se dit le lieutenant; hier encore, il se portait à merveille.

Il courut à la rue de Bourgogne, il n'y trouva personne.

Il voulait cependant à tout prix être fixé; cette mort, il ne la désirait pas, certes ; mais enfin, elle allait permettre à son rêve de se réaliser et il se sentait pris du besoin de savoir ce qui s'était passé; il voulait voir, s'assurer qu'on ne le trompait pas.

Se présenter chez les dames d'Albert n'était pas admissible; chez le vicomte, après ce qui s'était passé la veille, l'était encore moins.

Il se rendit chez les de Moutiers.

On lui dit que Gontran venait de sortir et qu'il le trouverait au Gresham.

Henri, désappointé et connaissant bien son Gontran, eut soin de ne pas aller aux bureaux de la Compagnie d'assurance, mais bien au club des Fêtards.

On le fit monter dans un joli petit salon d'attente et Gontran de Moutiers vint l'y rejoindre presque aussitôt.

— Ah! lui dit-il en entrant, et quel est le bon vent qui vous amène?

— Vous savez ce qui se passe chez les d'Albert?

— En aucune façon!

— Comment? vous ignorez que le vicomte est à toute extrémité!

— Ah bah! et qui vous a dit cela?

— C'est un mot que je viens de recevoir de M. de Tailleboy qui me l'apprend à l'instant même.

— Je n'en savais absolument rien; mais que voulez-vous y faire? entre nous soit dit, sa femme sera joliment débarrassée.

— Vous devriez me rendre un service, Gontran!

— Deux, si je le puis, mon cher, que désirez-vous?

— Vous connaissez un peu Mme Birais?

— Beaucoup.

— Voulez-vous aller jusque chez elle? Elle connaît certainement les détails de l'événement, elle vous les apprendra.

— Vous tenez donc bien à savoir ce qui s'est passé?

— Enormément.

— Allons-y! Vous m'accompagnez?

— Oui, mais je vous attendrai dans la rue.

— Comme il vous plaira.

Ils descendirent ensemble, prirent une voiture et jetèrent au cocher l'adresse de Mme Birais.

— Je vous attends, dit Henri à Gontran, lorsqu'ils s'arrêtèrent devant la porte du petit hôtel de la belle Américaine, dépêchez-vous.

Gontran eut beaucoup de peine à se faire admettre, la femme de chambre avait répondu tout d'abord que Madame, étant très fatiguée, ne recevait pas.

— Veuillez lui remettre ma carte, répondit le jeune homme.

La femme de chambre revint et invita M. de Moutiers à la suivre. Mme Birais était dans sa chambre à coucher.

— Comme c'est gentil de songer ainsi à moi, monsieur de Moutiers! Vous avez sans doute appris que je suis dans la tristesse et vous venez me distraire un peu! Merci!

— En effet, madame, je viens d'apprendre que votre ami...

— Pauvre vicomte! j'en suis encore toute bouleversée.

— Mais c'est une mort subite!

— Songez donc, une chute pareille!

— Ah! c'est une chute? De cheval?

— Comment, vous ne savez pas?

— Rien, absolument rien; j'ai appris que M. d'Albert était très mal, mais j'ignorais par quelle suite de circonstances il se trouvait dans cet état.

— C'est affreux! mon cher! littéralement affreux! Figurez-vous que ce matin il vient me demander si je voulais faire un tour au bois; on venait de m'apporter ces colibris que vous voyez là dans cette cage. J'en avais pris un, je le caressais, lorsque l'entrée brusque du vicomte l'effarouche et voilà mon petit prisonnier qui s'envole. La porte du salon était entrebâillée, la femme de chambre venait d'y entrer, le colibri y passe, une des fenêtres était grande ouverte, et naturellement c'est par là qu'il va s'échapper. Au lieu de prendre sa volée, par une fatalité sans nom, le colibri se pose sur la persienne. Eugénie va vite chercher je ne sais quoi pour tâcher de le rattraper; mais

6.

avant que j'aie eu le temps de m'y opposer, ce pauvre d'Albert avait escaladé la fenêtre et se penchait au dehors pour prendre mon petit fugitif.

Alors, je ne sais comment, la tête lui aura tourné, sans doute, les pieds lui ont manqué, je n'ai entendu qu'un cri, et j'ai vu le vicomte qui tombait.

Je me suis enfoncée dans ma chambre, littéralement folle de terreur.

On voulait le remonter ici ; mais un mort chez moi, je ne pouvais y consentir ! J'ai donné l'ordre de conduire le corps rue de la Michodière ! Est-ce assez affreux !

— En effet, et le vicomte a dû se tuer sur le coup ; vous êtes au premier ici, mais un premier avec entresol qui vaut bien un second. Où est-il tombé ?

— Dans la cour ! tenez...

Elle se leva, ouvrit la fenêtre et montra du doigt à Gontran un rond sur les dalles de la cour, encore tout humides de l'eau qui y avait été répandue.

— Vous ne l'avez pas vu depuis sa chute ?

— Oh ! pouvez-vous me poser cette question ! mais j'en serais morte de frayeur, J'ai fait prendre de ses nouvelles, on a répondu qu'il ne passerait pas la journée.

— C'est horrible !

— Affreux ! Je vais quitter ce logement, je ne veux pas avoir continuellement devant les yeux cette fenêtre par laquelle il est tombé, ce serait une source de cauchemars épouvantables !

— Je vous quitte, chère madame, je vais aller m'inscrire chez M. d'Albert.

— Vous partez déjà ?

— J'aurais été heureux de pouvoir vous consacrer plus de temps,

mais il faut absolument que je sois dans une heure à un rendez-vous,
et, avant, que je sois allé rue de la Michodière, je n'ai juste...

— Si vous y apprenez quelque chose de particulier, venez donc
me le dire !

— Je n'y manquerai pas.

Il salua l'Américaine et rejoignit de Blinois qui commençait à
trouver le temps long.

— Eh bien? demanda celui-ci quand il le vit paraître.

— C'est parfaitement exact ! Le vicomte est tombé du premier étage
dans la cour, une chute de quinze pieds au moins !

— Ah ! mon Dieu !

— Absolument...

Gontran raconta mot pour mot sa conversation avec Mme Birais.
Je vais m'inscrire chez le vicomte, ajouta-t-il, vous y aurez encore de
plus sûres nouvelles; accompagnez-moi.

Deux voitures stationnaient devant la porte du vicomte; Gontran
reconnut celle du docteur Arnaud, l'autre était un fiacre.

— Montons, dit-il, le docteur est là, nous lui demanderons ce qu'il
pense de son malade.

Les jeunes gens n'eurent pas à sonner, les portes étaient ouvertes;
ils montèrent et entrèrent dans le cabinet qui se trouvait devant eux.
Un domestique, celui qui avait servi la veille à table, reconnut de
Blinois, et le regarda de travers.

— Comment va le vicomte? demanda Gontran.

— Très mal, monsieur ! très mal !

— Il est seul avec le docteur ?

— Non, il y a Madame et Mademoiselle.

— Quelle dame ? demanda le lieutenant en se rapprochant vivement.

— Mme d'Albert !

Henri retint un cri de surprise.

— Et le vicomte les sait près de lui ?

— Monsieur n'a pas repris et ne reprendra probablement pas connaissance...

— Alors on est allé chercher ces dames ?

— En aucune façon, il y avait une heure qu'on avait rapporté Monsieur, lorsqu'elles sont arrivées, prévenues je ne sais par qui; un peu plus elles se rencontraient avec Mme Birais !

— Mme Birais est venue ici ?

C'était Gontran qui posait cette question.

— Elle n'a fait qu'entrer et sortir, elle s'est assise là, où vous êtes, je suis allé voir comment allait Monsieur, je lui ai dit ce que pensait le médecin et elle est partie aussitôt.

— Tiens ! tiens ! tiens ! Elle ne m'avait pas dit cela, dit à voix basse Gontran, en se retournant vers Henri.

— C'est bien de sa part ! Cela prouve qu'elle s'intéresse à Monsieur, et Monsieur en aurait été très touché.

— Qu'a dit le docteur ?

— Qu'il ne passerait pas la journée !

— Venez ! dit Henri en entraînant Gontran, je crains qu'une de ces dames ne sorte de cette chambre...

— Vous êtes bien timide !

— Quel événement !

— En effet... Dites-moi, vous reverra-t-on ce soir ?

— Oui, je le suppose du moins. Dans tous les cas, je vous remercie de votre complaisance.

— Oh ! il y a bien de quoi !

. . . .

Pendant que les deux jeunes gens quittaient le petit entresol de la rue de la Michodière, dans la chambre du blessé, Mme d'Albert et le docteur Arnaud causaient.

Mlle d'Albert, en enfant naïve, avait cherché d'abord un prie-Dieu dans l'appartement du mourant, mais, n'en trouvant pas, elle s'était agenouillée par terre dans le coin le plus reculé, et là, le visage inondé de larmes, elle priait de tout son cœur, tandis que sa mère interrogeait le médecin.

— En somme, disait ce dernier, je ne trouve aucune lésion, pas de fracture, si ce n'est celle du crâne, qui est plus que suffisante pour entraîner la mort.

— Vous renoncez donc à le sauver ?...

— Non... mais je n'y compte pas trop... Cependant, les blessures à la tête sont de celles dont on se remet le plus rapidement quand elles ne tuent pas... Il faut continuer la glace, et attendre.

— Croyez-vous qu'il nous comprenne ?

— En aucune façon !

— S'il passe la nuit, pensez-vous que demain il puisse être transporté hors d'ici ?

— Ce serait bien dangereux... Vous voudriez... Je comprends... Nous verrons cela demain matin... s'il y est encore...!

Mme d'Albert, avec une énergie dont on ne l'eût pas supposée capable, écouta sans émotion apparente les recommandations du docteur et, lorsqu'il eut terminé, elle le reconduisit jusqu'à l'antichambre.

— Si par le plus grand des hasards, il venait à reprendre connaissance, dit-il en la saluant une dernière fois, ayez soin de ne pas vous faire voir.

Rien que cela pourrait amener de graves complications.

Mme d'Albert promit d'être prudente et revint près de son mari.

Sa fille priait toujours, elle fit comme elle et se mit à genoux devant le lit.

Que se passa-t-il alors dans l'âme de cette chrétienne ? Dieu seul le sait.

Elle contempla longtemps ces traits vieillis, qu'elle n'avait pas vus depuis tant d'années, et elle retrouva, malgré les rides et les fils d'argent de la barbe, le visage dont elle avait toujours gardé la mémoire.

Elle prit dans les siennes cette main inerte qui lui avait passé au doigt l'anneau d'or qui y brillait encore, et tout le passé se déroula devant ses yeux.

Elle revit Georges en brillant officier, tel qu'il lui était apparu certain soir dans les salons de Vannes, alors qu'elle n'était encore que jeune fille; elle le retrouva dans la maison paternelle, place Saint-Vincent, au jour de leur mariage, puis au départ de Vannes, puis à Crouy, et le jour où elle l'avait vu pour la dernière fois se dressa devant elle; elle partait avec sa fille, chassée du domicile conjugal par des pertes considérables d'argent.

Dès lors, elle avait mené la vie des veuves ; pendant de longues années, elle avait cru sa fille orpheline et, un jour, elle avait appris que celui dont elle portait le nom vivait toujours.

Cette nouvelle lui était arrivée de la façon la plus cruelle; un homme d'affaires s'était présenté chez elle, avec mission de lui demander son consentement en vue d'un divorce.

Les épreuves et les angoisses s'étaient succédées, elle avait acquis la certitude que son mari l'avait complètement oubliée, qu'il désirait un second mariage et que tout était fini pour elle !

Cela avait duré plus de deux ans !

Et voilà que, par un hasard presque providentiel, l'événement qui la ramenait près de celui qui eût dû être le compagnon fidèle de sa vie, s'était passé dans la maison d'une étrangère, d'une aventurière par laquelle le vicomte s'était laissé dominer, au point de vouloir rompre les liens qui l'empêchaient de lui donner son nom.

Au fond de son cœur, elle remerciait Dieu d'avoir permis cette catastrophe qui l'avait décidée à franchir, sans y être invitée le seuil de la maison de son mari.

Son âme était bien anxieuse, lorsqu'elle se demandait alors ce que serait l'avenir ; mais elle le laissait entre les mains de la Providence pour ne songer qu'au présent.

Sa nature dévouée était satisfaite, elle se sentait heureuse, dans son malheur, de pouvoir prodiguer ses soins à l'ingrat, et de contempler ses traits qu'elle avait toujours conservés gravés dans son esprit.

Mlle d'Albert s'était relevée.

Elle s'approcha de sa mère, et l'embrassant affectueusement :

— Ne pleure pas ainsi, mère, tu te rendras malade, lui dit-elle.

Mme d'Albert releva la tête.

— Le reconnais-tu ? répondit-elle.

— Oui ! vaguement !

— Il n'a pas changé... presque pas !

Mme d'Albert ne put retenir de nouvelles larmes.

Marie s'approcha du lit, se pencha vers le mourant, et le baisa au front.

— Pauvre père !...

Elle se mit à genoux près de sa mère et dit à haute voix :

— Notre père qui êtes aux cieux, faites que mon père de la terre ne nous soit pas enlevé, faites qu'il revienne à la vie et ne nous quitte plus...

On venait de frapper doucement à la porte ; la mère et la fille se retournèrent, le domestique attendait.

— Que voulez-vous ? dit en se relevant la vicomtesse.

— On demande des nouvelles de Monsieur.

— Qui ?

— Une amie intime de Monsieur... Mme Birais !

Mme d'Albert pâlit horriblement.

— C'est Dieu qui l'envoie, se dit-elle, finissons-en !... Faites entrer au salon, j'y vais à l'instant.

Puis, tandis que la porte se refermait aussi doucement qu'elle s'était ouverte, la pauvre femme embrassa son mari, se remit à genoux, demanda de toutes ses forces le courage dont elle avait besoin, et, sans écouter sa fille qui voulait la retenir, sortit de l'appartement.

Elle se heurta, dans l'antichambre, à quelqu'un qui s'en allait précipitamment; sans avoir jamais vu Mme Birais, elle se douta que c'était elle.

— Donnez-vous donc la peine d'entrer madame, lui dit-elle en lui indiquant du doigt la porte du salon.

L'Américaine hésita; mais elle n'était pas femme à se laisser intimider; elle s'arrêta net et suivit la vicomtesse.

— Vous vous êtes dérangée pour venir prendre deux fois déjà des nouvelles de mon mari (elle appuya sur ce mot); je vous en remercie... Il va mieux... bien mieux... et nous avons tout lieu de croire que le terrible accident dont il a été victime n'aura pas de suites fâcheuses.

— J'en suis enchantée, madame, répondit Mme Birais en dissimulant une grimace affreuse et en parvenant à peine à cacher le tremblement nerveux qui s'emparait d'elle, j'en suis enchantée et je vous prie de le dire à M. d'Albert.

— Tenez, madame, reprit brusquement la vicomtesse en se levant et en restant debout devant la cheminée, laissons-là toutes ces singeries du monde qui ne sont qu'un masque trompeur... Vous n'êtes pas venue pour prendre des nouvelles de mon mari, vous avez deux fois franchi le seuil de cette maison pour savoir si j'étais là !... J'y suis, madame, j'y suis venue, parce que c'était mon devoir; j'y reste parce que c'est encore mon devoir, et j'y resterai toujours, parce qu'ici je suis chez moi !

— Mais je ne sais vraiment pas, madame, ce qui peut vous pousser à me dire de semblables choses, je n'ai jamais eu l'idée ni l'envie de contrôler vos actes et vos désirs.

— Peut-être... Dans tous les cas, vous avez été la cause de bien des larmes, de bien des tristesses, je vous les pardonne aujourd'hui comme je vous les ai toujours pardonnées. Je ne serais pas allé vous dire chez vous ce que vous venez d'entendre; mais puisque vous venez chez moi, je n'hésite pas à vous déclarer que, depuis ce matin, le passé n'existe plus, tout est oublié, tout est effacé.

— Mes compliments, madame; répondit Mme Birais, avec un air narquois et méchant, mes compliments, mais il est probable que la réconciliation sera de courte durée... lorsque M. d'Albert aura toute sa raison.

— Elle sera ce que Dieu voudra, madame; mais, en attendant, je tiens à ce que vous sachiez que si vous êtes ici, c'est parce que j'y consens, et que je n'aurais qu'un mot à dire pour qu'on vous jette à la porte.

— Essayez donc un peu, ce sera fort drôle !

— Vous seriez fort aise, sans doute, de provoquer un scandale, je ne vous donnerai pas cette satisfaction; peut-être les domestiques sont-ils soudoyés par vous, ce n'est pas à eux que je demanderai main-forte.

Elle se dirigea vers les fenêtres, releva les rideaux et montrant un agent de police qui se promenait sur le trottoir d'en face :

— Il y a fort heureusement, là, des hommes dont le devoir consiste à protéger les gens outragés, je n'ai qu'à leur faire un signe...

— C'est inutile, madame, je comprends à demi-mot. C'est-à-dire que vous me mettez dehors...

— Je ne vous retiens pas...

— Et que vous m'interdisez de remettre les pieds ici...

— C'est parfaitement cela...

— Je comprends... La vie n'est pas agréable à Paris, lorsque l'on n'a pas le sou et la fortune de M. d'Albert aplanira bien des difficultés. Vous ne la garderez pas longtemps, madame, vous venez de vous donner la satisfaction de me chasser de chez vous, peut-être d'ici peu pourrai-je prendre une revanche... Et alors, prenez garde !!!

— Vos menaces ne m'effraient pas. Je ne sais ce que vous voulez dire, mais soyez sûre que j'aurai le moyen de vous briser les dents si vous voulez mordre ; il y a fort heureusement une justice en France, et, bien que tout y soit bouleversé, on y protége encore, je l'espère, les honnêtes gens. Ne l'oubliez pas, madame !

En même temps, la vicomtesse, d'un air hautain, lui montra la porte.

L'Américaine, fort pâle, se leva, sortit sans saluer, et gagna le vestibule.

— Adieu, madame ! lui dit la vicomtesse.

— Au revoir ! répondit en ricanant Mme Birais, vous entendrez sans doute parler de moi avant qu'il soit longtemps, et vous regretterez peut-être alors votre facile victoire d'aujourd'hui.

— Je ne regrette rien, madame ; je ne sais de quelle victoire vous voulez parler, on ne remporte de victoire que sur ses ennemis et j'ai l'honneur de ne pas vous connaître...

La vicomtesse repoussa la porte, la ferma à clef et revint près de son mari.

Mme Birais fut sur le point de faire un esclandre. Elle eut l'idée de donner du manche de son parapluie dans les vitraux de l'antichambre, mais elle se ravisa, rejoignit sa voiture et se fit conduire chez le docteur Arnaud.

Elle voulait être fixée sur la situation de M. d'Albert.

Lorsqu'une heure plus tard, son coupé repassa rue de la Michodière, elle se pencha par la portière, regarda les fenêtres de l'entresol, et dit à mi-voix, avec un air de triomphe :

— Encore quelques heures, misérable, et, à mon tour, je te chasserai !

Au boulevard, elle se fit arrêter devant la maison de blanc. En descendant de voiture, elle rencontra Mme Anselme.

— Eh bien ! comment allez-vous depuis avant-hier ? lui demanda celle-ci. .

— Très bien, ma mignonne, et vous ?

— J'ai souffert un peu ; mais j'ai suivi votre avis, j'use de la morphine, c'est souverain ! Sans vous et votre excellent conseil, je serais actuellement sur ma chaise longue

— Et où courez-vous ainsi toute seule ?

— Ah ! c'est un secret, mais comme je vous sais discrète, je vais vous le dire. Vous serez des nôtres, samedi ?

— Bien entendu.

— Je vais chez un marchand de jouets, commander tout ce qu'il faut pour un cotillon monstre.

— Alors on dansera ?... Je vous regarderai faire...

— Je compte demander au petit Gontran de le conduire avec moi... Aurez-vous l'occasion de le voir ?

— Pourquoi ?

— Vous lui diriez de venir me faire une visite, que j'ai une très importante communication à lui faire... Du reste, si vous ne le voyez pas vous-même, priez le vicomte...

— Le vicomte ! Vous ne savez pas ?...

— Quoi donc !

— Mais il est mourant, ma belle !

— Ah ! mon Dieu ! Que me dites-vous là ?

— Comment, vous n'avez pas su l'accident?

— En aucune façon !

— Il a fait une chute épouvantable, je viens de voir le docteur, il m'a dit qu'il ne passerait pas la nuit.

— Mais c'est affreux !

— Venez avec moi, j'en ai pour quelques minutes seulement à la maison de blanc, et je vous accompagnerai chez Giroux, nous causerons en route.

— Je suis toute bouleversée de ce que vous m'apprenez là !

— Et moi donc !

— On ne s'en douterait guère, pensa Mme Anselme.

Ces dames firent leurs commissions, puis elles remontèrent en coupé.

— Vous avez bien le temps ? demanda Mme Birais.

— Pourvu que je sois chez moi pour six heures !

— Il en est quatre à peine !... Jean, menez-nous au bois.

Elle releva la glace.

— Ma chère, j'en aurai le cauchemar, ajouta-t-elle ; c'est chez moi que cela s'est passé, ce matin vers dix heures, figurez-vous...

Le coupé prit la direction des Champs-Elysées.

. . . .

Lorsque le lendemain, le docteur Arnaud entra dans la chambre du vicomte d'Albert, il fut on ne peut plus surpris de le trouver vivant encore.

— Il a passé la nuit sans complications, dit-il à la vicomtesse qui n'avait pas quitté le chevet du malade, il s'en tirera ! C'est presque miraculeux ! Sur cent, il y en a quatre-vingt-dix-neuf qui sont emportés en quelques heures !

Prenez mille précautions. Il ne lui faut ni bruit, ni émotion, ni secousse, il peut revenir à lui d'un moment à l'autre et votre vue seule pourrait occasionner une catastrophe.

— C'est vrai ! Mais comment faire ?

— Ne pas vous montrer, le laisser soigner par des mains étrangères !

— C'est un sacrifice, mais s'il est nécessaire...

— Je le considère comme indispensable.

— Nous obéirons, docteur, nous ne nous montrerons pas.

En effet, dès que le médecin eut pris congé de ces dames, la vicomtesse fit demander, dans une communauté voisine, deux religieuses gardes-malades. Elles furent envoyées presqu'immédiatement chez M. d'Albert et s'installèrent près de lui, tandis que la vicomtesse et sa fille se retiraient dans une pièce voisine dont la porte devait rester ouverte.

Dans la soirée, le malade ouvrit les yeux, regarda tout autour de lui, et dit ces seuls mots :

— Oh ! ma tête !

Puis il retomba dans un mutisme complet.

Les journées se succédèrent, et le vicomte, dans le calme complet qui régnait près de lui, reprit rapidement ses forces.

Il était sauvé, c'était incontestable, mais quelque chose comme un chagrin profond semblait le miner.

La blessure qu'il avait à la tête commençait à se cicatriser, il allait y avoir huit jours qu'on l'avait rapporté mourant chez lui, lorsqu'il demanda à la religieuse qui le gardait :

— Personne n'est donc venu prendre de mes nouvelles, ma sœur ?

— Beaucoup de monde, au contraire, cher monsieur. Voulez-vous que je vous lise les noms de toutes les personnes qui se sont inscrites ?

— Oui.

La religieuse prit sur la cheminée deux ou trois grandes feuilles de papier et lut lentement :

— Gontran de Moutiers, Bureau, Anselme, de Clifort, Audoin, de Tailleboy...

— De Tailleboy ? Qui est ce de Tailleboy, je ne le connais pas !

La religieuse continua sa lecture, lentement, distinctement, en appuyant sur chaque nom ; lorsqu'elle eut achevé :

— Il est donc venu tous les jours ce Tailleboy ? Qui peut-il être... S'il se représente, qu'on lui demande, je vous prie, d'où vient l'intérêt si grand qu'il semble me porter. Et il n'est pas venu d'autres personnes ?

— Non.

— Merci, ma sœur !

Il poussa un profond soupir et, après un moment de silence, il ajouta :

— Quand pourrai-je me lever ?

— Mais quand le docteur vous l'aura permis, dans quelques jours, je pense.

Le vicomte ne répondit pas, il se retourna sur ses oreillers et ferme les yeux.

Ce jour-là une nouvelle à sensation faisait le tour de Paris, du Paris qui s'amuse.

Le vicomte d'Albert qu'on croyait perdu, sur lequel on avait presque pleuré, était hors de danger.

Le bulletin du docteur Arnaud communiqué à ceux qui s'étaient présentés pour prendre des nouvelles portait : « Mieux persiste, pourra se lever dans quelques jours. »

Dans le monde *bécarre*, on avait dit :

— C'est un miracle !

CHAPITRE IV

Le samedi de la semaine qui venait de se terminer avait ramené moins de monde à Crouy que les samedis précédents.

Il y avait des catastrophes dans l'air.

Le cotillon si luxueusement monté par Mme Anselme fut remis à un autre jour.

Les Bureau et les Anselme étaient venus presque seuls à la campagne.

Goniran s'était excusé; le dimanche était réservé, au club des Fêtards, à une réception monstre de vingt-cinq ou trente nouveaux sociétaires.

Le vicomte était encore entre la vie et la mort; les de Clifort, ayant reçu la visite d'une petite cousine de Bretagne, très collet monté, avaient hésité à la conduire chez les Bureau; les habitués de Crouy étaient donc réduits à leur plus simple expression.

— Quel vide aujourd'hui, dit Mme Anselme en se mettant à table dans la grande salle à manger entre son mari, son père, sa mère et deux ou trois fidèles sans entrain.

— Il est de fait que, samedi dernier, la maison avait un autre aspect, répondit Gustave Anselme. C'est ce qui nous prouve que les jours se suivent et ne se ressemblent pas.

— A propos, demanda M. Bureau, et ce pauvre vicomte, comment

va-t-il aujourd'hui ? Voici deux ou trois jours que je ne suis allé
prendre de ses nouvelles.

— J'ai vu Gontran de Moutiers ce matin, répondit Gustave, il venait
de la rue de la Michodière et tout faisait supposer qu'on pouvait
considérer d'Albert comme sauvé.

— C'est avoir de la veine.

— Piquer une tête d'un second et ne pas se la casser !

— Mme Birais doit-être joliment contente ! Je ne vivrais pas si
pareil accident venait à se passer chez moi, dit Mme Anselme.

— Mme Birais me paraît très philosophe; je l'ai vue hier et elle
est persuadée que le vicomte ne s'en relèvera pas, elle en causait
avec un petit air dégagé, qui me prouve que tout ce qu'on racontait
sur ses projets de mariage était du roman.

— A propos, pourquoi donc n'est-elle pas venue ce soir, Mme Birais ?
questionna Gustave.

— Elle devait être des nôtres, répondit Mme Anselme, elle a certainement manqué le train.

— Nous la verrons poindre demain matin, sans doute.

— En attendant, que ferons-nous après dîner ?

— Tout ce que vous voudrez, répondit Mme Bureau.

— On ne peut pas danser, on ne peut pas jouer la comédie, on ne
peut pas faire de musique... Oh ! mais si Crouy devient triste comme
cela, je n'y reviens plus !

C'était Mme Anselme qui faisait tout haut ces réflexions.

Les trois fidèles se regardèrent en dessous avec un air désappointé
qui semblait dire :

— Alors, nous ne comptons pas, nous autres, et quand il n'y a que
nous, on s'ennuie.

Mon Dieu, Mme Anselme ne l'avait pas dit précisément, mais elle
le pensait très sincèrement.

Ces trois invités de son père n'étaient pas de son monde à elle : c'étaient de bons bourgeois, vieux amis de la maison, alors qu'elle n'était pas encore ouverte à tout venant, du temps où les Bureau n'avaient pas fait fortune. Ils avaient été appelés à pendre la crémaillère la première fois qu'on s'était réuni à Crouy, et depuis lors, ils s'étaient considérés comme invités à perpétuité ; ils n'avaient pas manqué un samedi ; leur couvert, toujours mis à la même place, n'était jamais resté inoccupé, et personne n'avait songé à le trouver mauvais.

Lorsqu'il y avait beaucoup de monde, ils passaient absolument inaperçus, et lorsqu'il n'y avait personne qu'eux, on ne se gênait pas pour dire tout haut que c'était à ne plus remettre les pieds à la campagne lorsque les invités manquaient.

L'un d'eux, docteur en médecine au bourg même de Crouy, le moins timide des trois, répondit à Mme Anselme, qu'il avait vue pas plus haute que ça :

— Noémi, vous n'êtes pas aimable, et vous me faites l'effet de mépriser absolument tout ce qui ne porte pas l'estampille du boulevard.

— Oh ! mon pauvre docteur, pardonnez-moi : vous savez que je vous aime beaucoup et que je serais désolée de vous faire de la peine ; mais là, vrai, croyez-vous que ce soit très gai, cette grande salle à manger froide et vide ?

— Nous tâcherons de l'égayer, petite maussade !

— Vous savez que lorsque j'ai mes nerfs je ne ris pas facilement... Vous aurez de la peine à me distraire, cependant je ne refuse pas d'essayer... Voyons ! que nous proposez-vous pour ce soir ?

— Mais, mais, je ne sais pas, moi ; je trouve qu'une conversation au coin du feu ne manque pas de charme. Si cela vous effraie, voulez-vous que nous fassions une manille ?

— Une manille! qu'est-ce que c'est que ça, docteur?

— Comment, Bureau, tu n'as jamais dit à Noémi ce que c'est que la manille! Votre éducation n'est pas complète, ma chère enfant, je vous montrerai cela après dîner.

— Non, dites tout de suite!

— C'est un jeu.

— Un jeu de quoi!

— De cartes, parbleu!

— Je n'y suis pas forte; mais, enfin, cela ressemble-t-il au bac cara?

— Oh!

— Si c'est comme le wisth, je n'en veux pas, c'est assommant.

— Ni au baccara, ni au wisth, c'est plus sérieux que le premier et moins grave que le second, vous verrez cela tout à l'heure.

— Maman, tu te donnes une peine inouïe pour découper cette dinde, ajouta Mme Anselme; fais-la donc passer au docteur, il va la dépecer en un clin d'œil.

Le docteur Marchat s'inclina gracieusement en signe d'acquiescement; il était enchanté de se rendre utile.

Il rajusta sur son gros nez rouge ses lunettes qui en avaient glissé, fit un grand effort pour se soulever à demi et prendre le plat qu'on lui tendait, et, une fois la dinde devant lui, le couteau à découper d'une main et la fourchette de l'autre, il entreprit une cuisse que Mme Bureau n'avait pas pu enlever.

— Je vous demande pardon de vous donner cette peine, mon bon docteur, dit la maîtresse de la maison; si Barthélemy était là, je vous l'aurais évitée: c'est lui qui découpe toujours, mais il m'a demandé la permission de rester à Paris pour ce soir, et franchement, je suis désolée de...

— Je suis ravi, chère madame, de pouvoir me rendre utile...

Seulement... votre couteau... n'est pas très aiguisé... et je ne trouve pas facilement...

— Je parie, docteur, que lorsque vous étiez étudiant en médecine, et que vous disséquiez, vous alliez plus vite sans vous fatiguer autant...

— Voilà Noémi qui se moque de moi... Certainement, mon enfant... Je n'en viendrai pas à bout avec ce couteau... Voulez-vous me permettre de prendre le mien ?

— Comment donc, docteur, faites donc, faites donc !

— Mon ami, tu vas tacher ta redingote, dit de sa place Mme Marchat.

— J'avais cependant fait le nœud du Figaro, mais ma serviette a glissé.

— Attends une seconde...

Mme Marchat se leva de table courut vers le docteur, ramassa sur ses genoux sa serviette empesée comme du linge neuf, et la lui attacha autour du cou.

La bonne figure rougeaude de M. Marchat apparut alors, encadrée dans ce linge blanc, comme un bouquet de pivoines dans une collerette de papier. Il suait à grosses gouttes, l'excellent homme, ses lunettes glissaient sur son nez tout luisant, il les remontait d'un coup de pouce, et les autres riaient de tout leur cœur.

Cette fois, M. Marchat enleva d'un seul coup la cuisse récalcitrante ; il avait pris dans la poche de son gilet un couteau à sept lames qui ne le quittait jamais et s'en servait avec une dextérité admirable. Un ha ! général fut poussé quand, d'un air triomphant, il déposa dans le plat le membre dodu de la dinde.

— Voilà le docteur à son affaire, dit Mme Anselme, tout à l'heure il ne lui manquait que son scalpel.

— Si je l'avais, cela irait encore mieux !... Cependant, voici une aile assez réussie... et que ne renierait pas le meilleur écuyer tranchant... Faut-il faire le chapeau d'évêque ?

— Eh ! docteur, vous avez coupé les cuisses !

Le pauvre homme fut tout confus.

— Vous m'avez fait perdre la tête, madame Anselme, en me rappelant mes études de médecine, vous êtes un peu responsable de ma maladresse...

— Une voiture ! Qu'est-ce que cela peut être ? dit en se retournant M. Bureau qui venait d'entendre, sur le sable des allées du jardin, le pas d'un cheval et le bruit des roues.

— Si ce pouvait être un retardataire, fit Mme Anselme en se levant brusquement pour courir à la fenêtre.

Il faisait très nuit, elle ne distingua pas bien qui descendait du coupé arrêté devant le perron. Mais la porte de la salle à manger s'ouvrit presque aussitôt, et le valet de chambre annonça Mme Birais !

— Oh ! que vous êtes donc aimable d'être venue, s'écria Noémi en se précipitant au-devant de l'Américaine ! Vous aviez donc manqué le train de quatre heures ?

— Oui, ma mignonne, et je n'ai pu prendre que celui de cinq, puis à Meaux je ne trouvais pas de voiture ; bref, j'arrive au dessert.

— Pas précisément, mais peu s'en faut... Mettez un couvert pour Mme Birais !... Avez-vous froid ? Vous êtes pâle ! Approchez-vous donc de la cheminée. Pas là le couvert, Jean ! Du côté du feu, entre mon père et moi... c'est cela... Permettez-moi de vous débarrasser de votre chapeau.

— Merci, chère petite ; vous voyez, je suis venue tout à fait sans façon, en robe du matin.

— Et vous avez bien fait, nous sommes seuls !

On ne pensait plus au docteur Marchat, qui acheva de découper sa dinde en silence, mais non sans se fatiguer beaucoup.

Mme Birais avait une physionomie extraordinaire, elle était pensive, causait peu, contrairement à son habitude, et ne semblait pas avoir grand appétit.

— Savez-vous comment va ce pauvre vicomte? lui demanda Mme Bureau.

— Je crois qu'il est toujours dans le même état, je n'ai pu faire prendre de ses nouvelles depuis deux ou trois jours... Il est perdu, c'est du moins l'avis du docteur Arnaud que je vis le jour même de l'accident. Ce sera un excellent ami de moins. Ils sont rares aujourd'hui.

Le dîner s'acheva sans incident. Au moment de passer au salon, Mme Birais prit le bras de M. Bureau et lui dit à l'oreille :

— J'aurais quelque chose de très grave à vous dire ; voulez-vous que nous allions dans votre cabinet?

— Mais très volontiers, chère madame, je suis absolument à vos ordres.

Ils se dirigèrent vers l'endroit indiqué.

— Où allez-vous? dit Noémi.

— Nous revenons dans un instant, mignonne, répondit avec un sourire la belle étrangère.

Lorsqu'ils furent seuls, Mme Birais prit la première la parole.

— Vous devez être très surpris, cher monsieur, et vous vous demandez, sans doute, ce que je puis bien avoir à vous dire.

— En effet, répondit assez sèchement le maître de la maison qui, avec son expérience de parvenu, flairait quelque chose d'anormal.

Mme Birais ne se déconcerta pas.

— Si vous saviez ce qui m'arrive ! C'est à n'y pas croire ! Je suis dans une préoccupation mortelle. Ne croyez pas que je sois venue pour passer avec vous la journée de demain, je repars ce soir même, il faut que je sois à Paris avant minuit.

— Ah ! tant pis, je le regrette, nous eussions été fort aise de vous garder, mais les affaires ne se remettent pas...

— En effet, et c'est pour cela que je suis venue aussi rapidement. Voilà ! J'ai à payer ce soir une somme importante ; je comptais, pour faire face à cette obligation, sur des rentrées de mes domaines de Galveston ; mais le paquebot a-t-il eu du retard, ou mon homme d'affaires a-t-il été négligent, je l'ignore. Toujours est-il que l'argent que j'attendais n'est pas arrivé...

M. Bureau, qui écoutait attentivement, ne fit pas une réflexion.

— J'ai pensé, ajouta Mme Birais, que vous pourriez m'indiquer un homme d'affaires, un banquier, susceptible de me prêter pendant quelques jours l'argent qui m'est nécessaire. Ce sera l'affaire d'une semaine tout au plus...

— Et il vous faudrait?...

— Une dizaine de mille francs !

— Diable ! dix mille francs ne se trouvent pas comme cela du soir au matin, c'est une somme ! Cependant je crois que le premier banquier venu vous la remettrait contre des titres que vous lui donneriez en garantie.

— Et sur une signature?

— Oh! non, par exemple !

— Croyez-vous que j'aie le temps ce soir...

— A l'heure qu'il est, tous les bureaux sont fermés, c'est demain dimanche, vous ne pourrez faire votre emprunt que lundi.

— Il me faut cet argent ce soir !... Jusqu'à lundi ne pourriez-vous pas me l'avancer?...

— Y pensez-vous? Croyez-vous que j'apporte de pareilles sommes à Crouy ! Je n'ai pas seulement le quart de ce qu'il vous faut, dans ma caisse, à Paris.

— Mais alors, je vais laisser protester ma signature !

— Voyez chez les Rothschild, demandez à parler directement à l'un de ces messieurs, peut-être, pour vous obliger, prendra-t-il vos titres ce soir même... Cependant j'en doute.

— Vous me le conseillez?

— Je ne vois que ce moyen de vous tirer d'embarras. Je ne conçois pas, permettez-moi de vous le dire, que vous ayez attendu aussi tard pour vous occuper de faire face à une obligation qui devait nécessairement vous préoccuper.

— Cette semaine a été si bouleversée! Et puis une femme! Je ne pense pas à tout... Oh! je suis bien malheureuse!

Elle se mit à pleurer.

M. Bureau resta très froid devant cette explosion de larmes.

— J'avais cru, reprit-elle au bout d'un moment, que vous pourriez me rendre ce service; vous avez toujours été si aimable, si bon pour moi...

— Mon Dieu, madame, l'amabilité n'a rien à voir aux affaires d'intérêt. Si vous étiez venu ce matin, à ma caisse, me prier de vous prêter cette somme contre des titres d'égale valeur, je me serais fait un plaisir de vous obliger, bien que de semblables opérations n'entrent pas dans mes habitudes; mais vous venez à Crouy, à huit heures du soir, me demander de vous prêter dix mille francs! Franchement, ce n'est pas raisonnable!

— Vous avez raison, reprit Mme Birais en séchant ses larmes, j'avais oublié le proverbe : ami jusqu'à la bourse!

— Les relations du monde, madame, ne constituent pas ce qu'on appelle l'amitié.

— Je m'en aperçois, monsieur... Je n'ai pas de temps à perdre, je vais repartir immédiatement pour Paris, excusez-moi près de ces dames...

— Mais entrez au salon, votre voiture n'est pas attelée?

— Pardon! j'avais donné l'ordre de m'attendre.

— Ah! c'est différent!

— Je puis compter sur votre discrétion?

— Cela va sans dire.

Il la reconduisit jusqu'à son coupé, et lorsqu'elle eut fermé la portière il se rendit au salon.

— Et Mme Birais? demanda Noémi, l'enfant terrible.

M. Bureau ne répondit pas, mais il l'entraîna dans l'embrasure d'une fenêtre et lui parla tout bas.

Noémi reprit sa place près du feu et ne fit plus la moindre observation, Mme Bureau comprit qu'il se passait quelque chose d'extraordinaire et ne risqua pas de questions.

Le docteur Marchat se battait les flancs pour égayer la société. Il commença par exposer la théorie de M. Pasteur sur la rage, puis il finit par des histoires d'amphithéâtre; c'était d'un lugubre!

— Allons-nous coucher, dit à dix heures Mme Anselme, peut-être demain serons-nous plus nombreux.

Ces dames se retirèrent et les hommes restèrent au billard; où ils fumèrent et causèrent politique.

Pendant ce temps, le coupé de Mme Birais roulait sur la route de Meaux, l'ombre était épaisse, et un vent froid soufflait dans les grands arbres.

Elle s'était pelotonnée dans le coin de sa voiture et elle songeait.

Il n'y avait pas d'illusion à se faire, le vicomte était sauvé; elle avait beau vouloir douter, le docteur Arnaud s'en était encore expliqué avec elle; le blessé revenait à la vie, il pourrait sortir avant la fin de la semaine.

Sa situation était terrible.

C'était la cour d'assises qui se dressait devant elle, et au bout, le bagne.

Cette pièce qu'elle avait glissée dans le buvard qui se trouvait sur le bureau du mourant, lorsque, le jour même de l'accident, elle était allée rue de la Michodière, il la trouverait bientôt et se convaincrait qu'on avait voulu le dépouiller.

Elle avait compté sur les domestiques, mais ils avaient été congédiés le jour même où Mme d'Albert l'avait mise dehors.

Les nouveaux avaient reçu la plus sévère des consignes, et la porte avait été depuis lors fermée à tous les visiteurs.

Une autre préoccupation la torturait. A celle-là, elle n'osait arrêter son esprit, elle la chassait énergiquement dès qu'elle se présentait.

A tout prix, il lui fallait fuir, fuir de Paris comme elle en était déjà partie une fois, comme elle avait fui de New-York, comme elle avait fui de Galveston.

Mais pour s'éloigner, il lui fallait de l'argent ! Elle avait eu un instant la pensée d'aller en demander encore à Beautin ; cependant il lui avait fallu renoncer à cette idée ; elle s'était rendu compte qu'emprunter encore à l'homme qui la menaçait de poursuites, c'était se jeter dans la gueule du loup et se priver volontairement des quelques jours de répit qu'elle avait eu tant de peine à obtenir.

— Les de Rothschild ne pourront me refuser cela, se dit-elle. Qu'est-ce que dix mille francs pour eux ? Je me dirai israélite, dans la plus affreuse misère, sur le bord de l'abîme ; j'irai me jeter aux pieds de la baronne, il faudra bien qu'elle m'écoute ; ils donnent tant, ils ne me repousseront pas !

Et cette idée fixe prit racine dans son cerveau, à tel point, qu'en arrivant à Meaux elle avait déjà retrouvé une partie de son insouciance, persuadée qu'elle était de réussir dans sa tentative.

— C'est demain dimanche, répétait-elle ; j'écrirai à la baronne ; puis, lundi, je me présenterai chez elle, et lundi soir mes malles seront faites et je partirai pour l'Espagne.

A la gare de Meaux, elle paya son coupé, et cette femme ruinée prit une première pour Paris où elle n'arriva qu'à deux heures du matin.

Lorsqu'elle descendit à la gare de l'Est, Paris ne_dormait pas encore, mais le mouvement avait presque complètement cessé.

Le fiacre dans lequel elle monta l'emporta tout doucement à travers les grandes rues désertes.

Plus un passant, des agents se promenant deux à deux sur les trottoirs, des chiffonniers qui, du bout de leur crochet, bouleversaient les tas d'immondices, et de temps en temps, un noctambule rentrant chez lui à grands pas.

Au boulevard de Sébastopol et à la rue Turbigo, la vie fit son apparition, les voitures de maraîchers encombraient la chaussée et le brouhaha des Halles arrivait confusément à ses oreilles.

Mme Birais logeait rue du Mont-Thabor.

Lorsque sa voiture s'arrêta au numéro qu'elle avait indiqué, des chiffonniers avaient envahi le trottoir, justement devant sa porte.

Comme elle éprouvait quelque difficulté à ouvrir la portière et que son automédon restait impassible sur son siège, l'un des chevaliers de la hotte se détacha du groupe et vint à son aide.

— Merci, dit-elle ! Donnez trois francs au cocher et gardez le reste.

L'homme tendit la main avec une certaine hésitation ; puis, comme le bec de gaz venait d'éclairer la figure de Mme Birais, il recula d'un pas et ne put maîtriser un brusque mouvement de surprise.

Celle-ci s'en aperçut, mais elle ne daigna pas y prendre garde. Déjà, il y avait de cela quelques années, un ouvrier, la voyant passer dans la rue, s'était arrêté et avait dit à haute voix : « Oh ! la jolie femme ! » Ce chiffonnier rendait sans doute encore un muet hommage à sa beauté sur son déclin.

Quoi qu'il en fût, elle sonna sans retourner la tête du côté des chercheurs de nuit et rentra chez elle.

L'homme donna tout au cocher ; puis, levant sa lanterne, il observa soigneusement le numéro de la maison, jeta son croc dans sa hotte et s'éloigna en murmurant :

— Ce serait trop fort ! Je rêve !

Cet homme demeurait très loin de la rue du Mont-Thabor, tout là-bas, du côté de la barrière d'Enfer, dans une maison à six étages, véritable ruche, dans laquelle grouillaient vingt ménages, au moins, et sept ou huit.garçons.

La rencontre qu'il venait de faire l'avait, sans aucun doute, vivement impressionné, car il renonça à sa tournée nocturne et reprit tout pensif la direction de sa tanière.

Il faisait un froid de loup à la traversée des ponts ; il hâta le pas, monta prestement le boulevard Saint-Michel, et arriva chez lui au moment où trois heures du matin sonnaient à toutes les horloges du quartier ; il gravit quatre étages, prit sur le chambranle d'une porte mal peinte une petite lampe à essence, alluma, ouvrit et se trouva chez lui.

Il n'était pas brillant, son intérieur ; cependant, il y avait de ci, de là, certains objets d'une nature particulière qui juraient un peu avec le reste du mobilier.

C'était une montre en or, pendue à la tête du lit, un médaillon fort élégant cloué au mur, faisant face à la porte, enfin une petite malle en cuir, ne ressemblant en rien à celles que les gens du peuple ont l'habitude d'avoir chez eux.

Le premier mouvement du chiffonnier, lorsqu'il se fut enfermé à double tour, fut d'aller droit au médaillon. Il leva sa petite lampe et regarda longuement le portrait qu'il contenait.

C'était celui d'une femme d'une incomparable beauté.

— C'est bien cela, dit-il !

Il resta longtemps plongé dans une contemplation muette et, prenant soudain la miniature, il l'embrassa à plusieurs reprises, puis, essuyant d'un revers de main les larmes qui s'échappaient de ses yeux, il remit le petit cadre à sa place, souffla sa lampe, et se jeta tout habillé sur son lit.

Le père Jérôme, c'est ainsi qu'on l'appelait dans la maison, était un homme d'une soixantaine d'années, il était grand, ne manquait pas, lorsqu'il mettait ses habits du dimanche, d'un certain cachet, ce qui, joint à la réserve qu'il avait toujours gardée vis-à-vis de ses voisins, avait fait qu'on l'entourait d'un grand respect.

De lui, de son passé, on ne savait rien ; il était le plus ancien locataire de la maison et avait toujours habité son cabinet du quatrième.

Il était relativement à l'aise, son commerce de chiffons lui donnant en moyenne de quatre à cinq francs par jour. On ne lui connaissait aucune relation ; il n'allait jamais au cabaret, et un jour que, par hasard, s'étant arrêté chez la concierge, on lui avait proposé de faire une partie d'écarté, il s'y était refusé dans des termes tels que tout le monde en avait été surpris.

Il payait régulièrement son terme, ce qui lui avait valu la considération du régisseur qui logeait au premier.

Les préoccupations se pressaient, sans aucun doute, nombreuses dans son esprit, car il ne dormit pas. Lorsqu'il entendit sonner cinq heures, il ralluma sa lampe et se leva.

Il ouvrit la petite malle de cuir dont nous avons déjà parlé, en sortit un pantalon, une jaquette et un pardessus ; de là il chercha dans son armoire, y prit une chemise blanche et un chapeau mou soigneusement enveloppé dans un journal.

Lorsqu'il eut déposé tout cela sur son lit, il fit de longues ablutions et changea de costume des pieds à la tête; puis, réellement méconnaissable, descendit à tâtons et gagna la rue.

En attendant le jour, il entra dans une crèmerie, se fit servir une tasse de café au lait, et descendit le boulevard Saint-Michel à pas lents, poussant de temps en temps de profonds soupirs.

Les heures lui paraissaient longues ; pour tuer le temps et se réchauffer, il rôda au milieu des Halles centrales, et dès qu'il trouva un magasin de coiffeur ouvert, il y entra.

— Vous allez, dit-il au garçon qui lui montrait du geste un fauteuil, vous allez me couper la barbe, de façon à ne me laisser que des favoris un peu longs.

Le figaro fit un signe de tête affirmatif et se mit à tailler dans l'épaisse barbe blanche du vieillard.

— Lorsque vous aurez fini, vous donnerez un coup de fer aux favoris !

— Bien, monsieur !

Il sortit des mains du garçon absolument transformé, sa physionomie n'était plus la même ; avec son costume, peut-être un peu démodé, mais certainement très propre, il avait l'air d'un vrai gentleman.

Il paya et sortit.

— Il n'est que sept heures et demie, dit-il en passant devant Saint-Eustache, c'est trop tôt !

Il fit encore deux ou trois fois le tour des Halles et, vers huit heures, reprit sa course i. travers les rues de Paris.

Le but de ses pérégrinations était la rue du Mont-Thabor; lorsqu'il y arriva, et qu'il eut reconnu le numéro de la maison dans laquelle était entrée, le matin même, à deux heures, Mme Birais, il leva le bras pour sonner et s'arrêta brusquement en disant :

— Qui vais-je demander? on ne doit pas savoir ici ce que c'est que Mme Hortscow !

Regardant rapidement autour de lui et avisant une laitière qui s'arrêtait de porte en porte, il l'interrogea.

— Avez-vous du lait à donner dans cette maison? dit-il en lui désignant celle de Mme Birais.

— Oui, monsieur.

— Et savez-vous par qui elle est habitée?

— Ma foi non! je ne vois jamais que les domestiques.

— Savez-vous au moins s'il y a beaucoup de locataires.

— Je ne donne du lait que pour la dame du premier.

— L'avez-vous vue quelquefois?

— Jamais.

— Merci, ma bonne femme, répondit le père Jérôme un peu découragé.

Le vieillard, ne sachant trop comment se renseigner, entra dans une épicerie qu'on venait d'ouvrir en face et réitéra ses questions.

Là, il fut plus heureux et apprit que la dame du premier, seule locataire pour le moment dans la maison, se nommait Mme Birais.

Une femme de chambre un petit pot au lait de porcelaine à la main, causait encore avec la laitière lorsqu'il sortait de l'épicerie; il franchit rapidement l'espace qui le séparait des deux femmes et demanda brusquement à la soubrette!

— Mme Birais?

La fille de service le toisa et ne fut sans doute pas satisfaite de son examen; car elle lui répondit assez insolemment :

— Madame ne reçoit pas à pareille heure!

Le père Jérôme tint bon.

— C'est pour une affaire d'une extrême importance! Il y va de votre intérêt, ma fille; n'oubliez pas que lorsque votre maîtresse saura que vous avez refusé de me recevoir, elle sera certainement très mécontente.

— Je sais ce que j'ai à faire, répondit-elle. Dans tous les cas, donnez-moi votre carte, je vais la passer à Madame.

— Ma carte! le chiffonnier fit semblant de fouiller dans ses poches et, prenant un air véritablement désappointé : Je ne l'ai pas sur moi dit-il; mais allez quand même et dites qu'un vieux Monsieur, un ami de Mme Birais, demande à lui parler.

La femme de chambre s'exécuta d'assez mauvaise grâce.

Mme Birais, contrairement à ses habitudes, était levée; elle s'était même fait déjà deux piqûres de morphine pour calmer les douleurs que lui causaient son voyage rapide à Crouy, ses inquiétudes et une nuit d'insomnie.

— Et vous n'avez jamais vu cet homme? demanda-t-elle à sa bonne lorsque celle-ci se fut expliquée.

— Jamais, madame.

— Il n'a pas voulu vous donner son nom ?

— Il a simplement dit qu'il était un vieil ami de Madame.

— Un vieil ami? Faites entrer!

Mme Birais était en robe de chambre; elle remit un peu d'ordre dans sa toilette et attendit.

La porte s'ouvrit toute grande et livra passage au chiffonnier qui, la tête couverte, fit un ou deux pas dans l'appartement sans toucher à son chapeau.

Mme Birais le regardait avec surprise, ne pouvant encore distinguer ses traits sous le large bord du feutre qu'il avait rabattu sur ses yeux.

Cependant, lorsqu'arrivé au milieu de la pièce, il eut ôté brusquement sa coiffure et prononcé un seul mot : « Hélène! » elle ne put retenir un cri de surprise, et, défaillante, fit deux pas en avant, chancela et s'affaissa sur le tapis.

Le chiffonnier s'était précipité vers elle; il la releva, l'étendit sur sa chaise longue et, au moment où il allait lui donner les soins que réclamait son état, il vit qu'elle ouvrait les yeux.

— Jérôme! dit-elle, en revenant à la vie, Jérôme! c'est toi! c'est donc toi!... Pauvre frère!

— Oui, Hélène! c'est moi, moi qui te cherchais et te pleurais depuis de si longues années!

— Oh! mon pauvre ami, dans quelle situation tu me retrouves!... Et comment as-tu su?... ce nom que je porte?... Pauvre, pauvre ami! tu me pardonnes donc? Ce retour inattendu!... Quelle émotion!!! Ah!

— Laisse-moi t'embrasser encore et ne parle pas de pardon.

Il se mit à genoux devant sa sœur, prit sa tête à deux mains et l'embrassa longuement.

— Je te retrouve, dit-il, toi, ma petite Hélène que j'aimais tant, je te retrouve lorsque je te croyais perdue à jamais; c'est plus de bonheur que je n'en mérite. Tu parlais de pardon tout à l'heure, tais-toi, Hélène, j'avais tous les torts! tais-toi!

L'Américaine eut un sourire mêlé de larmes. Elle se dégagea des bras du vieillard et, prenant sa main, le fit asseoir près d'elle.

— Ecoute, Jérôme, ne parlons plus du passé, dit-elle, le présent est trop grave, et c'est Dieu, Dieu que j'ai trop oublié, qui t'envoie... Oh! je suis bien punie par où j'ai péché!... Lorsque je t'abandonnai, lorsque je te laissai désespéré, atterré de ma dureté de cœur, tu venais de m'annoncer ta ruine; en une nuit, tu avais perdu au jeu tout ce qui t'appartenait de la fortune de notre père, et je n'eus pas pitié de toi, je te maudis, je te chassai de ma présence, et je me séparai moi-même de toi en quittant ce Paris cause de notre malheur!

— Il y a dix-sept ans de cela!

— Je partis pour l'Amérique, je retournai dans notre beau Galveston et là je continuai à vivre dans le luxe auquel nous étions habitués.

J'ai toujours eu horreur de la médiocrité, Jérôme, et c'est parce que je craignais de te voir engloutir ma part d'héritage que je m'enfuyais au loin. La misère me faisait peur, travailler me paraissait impossible et s'il le fallait faire aujourd'hui, j'aimerais mieux mourir.

— Il ne nous convient guère de critiquer notre pauvre père, Hélène, mais nous reçûmes une singulière éducation ! Comme toi j'avais horreur du travail; cependant, lorsqu'il fallut pourvoir à mes besoins, j'ai dû m'y mettre, et, de peur d'être reconnu, honni, je ne travaille que la nuit, dans l'ombre, lorsque je suis sûr que tous mes amis d'autrefois sommeillent.

— A Galveston, M. Hortscow, en mourant, m'avait laissé de beaux revenus; je donnai dès mon retour des fêtes splendides, tout Galveston se pressait dans mes salons, on ne parlait que de mes réceptions, j'étais la reine du jour.

J'étais fière, Jérôme; il me semblait être encore dans la maison de notre père, avec le grand train d'autrefois, et je me disais souvent, tout bas : « Si mon frère était là, il verrait qu'Hélène est la digne fille des Wilvorth; elle aime le beau, le grand, le luxe ! »

— Pendant ce temps, je mourais de misère !

— Tais-toi ! ne me rappelle pas ces souvenirs... Ne me disais-tu pas que tu me pardonnais... Laisse-moi finir... c'est l'adversité qui commence. J'avais dit que je ne reviendrais pas vers ce passé, mais il m'étouffe !

Au bout de quelques années, je m'aperçus que de notre grande fortune il ne me restait plus rien ! Il me fallait de l'or cependant, car je ne voulais pas rompre avec mon genre de vie.

Je songeai à me remarier.

Tous mes compatriotes, d'ordinaire si hardis, eurent peur sans doute d'une femme telle que moi, car je ne trouvai comme prétendant qu'un Français, un gentilhomme fort riche qui s'était fixé depuis peu à Galveston.

8

Tout marchait à souhait, lorsqu'un jour (le malheur me poursuivait, Jérôme!) il m'apprit qu'il était marié en France!

Nous pensâmes au divorce; chez nous, c'eût été tout simple; avec les lois de ce pays, il n'y fallait pas songer.

Je voulais à tout prix reconstituer ma fortune; déjà, dans Galveston, on me disait ruinée! J'entourai mon Français de tant de soins, de tant de prévenances qu'il s'attacha très sincèrement à moi. Je n'osais cependant lui parler des questions d'intérêt qui me préoccupaient tant, et comme il était ma seule planche de salut, le jour où il quitta l'Amérique pour rentrer en France, je réalisai ce qui me restait là-bas, et je revins ici où je supposais bien qu'il devait s'être rendu.

En effet, il y avait à peine un mois que j'occupais cet appartement lorsqu'un jour, au bois de Boulogne, j'aperçus, à cheval, dans une allée voisine de celle où roulait ma voiture, le vicomte d'Albert!

— Le vicomte d'Albert!!

Jérôme Wilvorth s'était levé comme mû par un ressort, et dans son regard il y avait de la haine au moment où il avait prononcé ce nom.

Sa sœur, stupéfaite, s'arrêta; puis, se levant à son tour, elle lui prit les deux mains et le regardant fixement:

— Qu'as-tu? lui dit-elle. Jérôme, dis-moi la vérité tout entière; le connaîtrais-tu?

— Le vicomte d'Albert!... Si je le connais! Ah! Hélène, lorsqu'on voit un homme vous dépouiller de tout ce que vous possédez! Lorsqu'on voit s'amonceler devant lui, sur le tapis vert d'une maison de jeu, les banknotes et l'or qui constituaient tout votre avoir, crois-tu qu'on puisse oublier son nom?

Te souviens-tu de ce matin d'octobre où je rentrai pâle et désespéré du cercle de la rue de Trévise? Te souviens-tu de cette scène à l'issue de laquelle tu me chassais de ta maison, me déclarant que tu ne voulais pas me suivre dans la ruine? Eh bien, la cause de cette catastrophe, de tous ces désastres, c'était le vicomte d'Albert ! Comment veux-tu que son nom soit sorti de ma mémoire !

Hélène Hortscow était atterrée.

— C'est lui ! dit-elle toute pensive, quelle fatalité !

Ecoute-moi, Jérôme, je vais maintenant te dire des choses terribles .. Je n'ai d'autre ami que toi, et si le hasard ne t'avait pas envoyé ce matin, demain, tu ne m'eusses plus trouvée dans Paris.

Je suis dans la plus désastreuse des situations... Ruinée, mais plus que ruinée, devant à un misérable usurier des sommes folles, j'ai perdu la tête... Le vicomte d'Albert ne pouvait obtenir son divorce, à cause de l'entêtement de sa femme, une bigote qu'il n'aime pas, mais qui se refuse à lui rendre sa liberté; ne pouvant avoir sa fortune, la tienne, Jérôme! car c'est la tienne ! en devenant Mme d'Albert, j'ai perdu la raison et j'ai fait une double folie.

J'ai fait !... Elle hésita et reprit en baissant la tête, j'ai fait un testament par lequel il m'instituait son héritière,... il l'a signé !

— Il l'a signé?

— Sans savoir ce dont il s'agissait.

— Ce ne serait, après tout, qu'une restitution !

— Et puis... Oh ! Jérôme, tu es, je le crois, resté un honnête homme ; ne me maudis pas, je t'en conjure ; c'est le hasard qui a tout combiné ! C'est la soif de l'or qui m'a perdue, je voulais jouir encore de la vie ! Je ne pouvais renoncer à mes chevaux, à ma voiture, à ce luxe qui m'est nécessaire dans lequel on m'a élevée !

— Tu l'as fait assassiner? reprit Jérôme d'une voix sombre, et faisant un geste de désespoir, nous sommes donc maudits !

— Non ! ce n'est pas cela ! Je te dis que la fatalité s'en est mêlée ! Il était ici, il y aura juste demain huit jours ; un de ces oiseaux que tu vois là s'échappa et vint se percher sur les persiennes de cette

fenêtre. Il se précipita pour le rattraper, je courus à lui pour le retenir, mais quand je le vis là, debout sur le bord de cet abîme, pen-
ché vers le vide, ce testament me passa devant les yeux, un brouillard obscurcit mes idées et dans un moment d'hallucination fébrile...

Hélène cacha sa figure dans ses mains, tandis que son frère la
contemplait avec terreur.

— Je l'ai poussé! murmura-t-elle.

L'un et l'autre gardèrent quelques instants un profond silence.

Jérôme Wilvorth le rompit le premier.

— D'Albert est mort!... tué par toi!...

— Non, Jérôme, il n'est pas mort! reprit Hélène en se redressant
comme un fauve auquel on vient d'arracher sa proie, et ne songeant
plus à dissimuler devant son frère. Non! il n'est pas mort, et lorsqu'il
se relèvera, dans quelques jours, c'est sans doute le bagne qu'il me
réserve, car il trouvera chez lui le testament que j'y avais caché, et
il se souviendra que, pour en profiter plus vite, j'ai voulu...

— Tais-toi! tout ce que tu m'as dit est horrible! Il faut qu'une
malédiction pèse sur nous! Je n'ai rien à me reprocher, moi; mais
malgré tout, tu es ma sœur, ma filleule et je t'aime; nous sommes
les deux derniers des Wilvorth et il ne faut pas que ce nom soit
prononcé devant les tribunaux... Veux-tu me suivre?

— Où?

— Chez moi!

— Hors de France?

— Non, ici!

— Mais, malheureux, s'il parle, je serai prise.

— Eh non!... tous les gens du monde avec lesquels je vivais il
y a quinze ans, se doutent-ils seulement que j'existe? Si tu veux
sauver ta vie, conserver ta liberté, il faut m'obéir!

— Soit, je vais faire mes malles.

— Il ne faut prendre que tes bijoux et l'or que tu peux avoir.

— Pourquoi ?

— Parce que, demain, tu ne seras plus ni Mme Birais, ni Mme Hort-scow, tu seras la sœur du père Jérôme, le chiffonnier!

— Le chiffonnier! Ah! je me souviens! cette nuit... c'est toi! c'est toi qui étais là!...

— Moi-même.

Hélène ne put réprimer un mouvement de répulsion ; puis elle ajouta :

— C'est la misère que tu me proposes! c'est la misère la plus abjecte! la plus noire! Je refuse, je préfère la mort!

— Tu n'auras pas la mort, Hélène; c'est la prison qui t'attend!

— La prison! J'ai là quelque chose qui me permettra de la narguer !

Elle prit sur sa cheminée un flacon plein de laudanum.

— Malheureuse! s'écria Jérome en se précipitant sur elle! Hélène : je t'en conjure, au nom de notre père! au nom de notre mère! Hélène!

Il lui arracha le flacon des mains et le brisa dans le foyer.

Sa sœur anéantie retomba sur son canapé...

Cette femme avait une énergie peu commune, une pensée reconfortante lui traversa sans doute l'esprit, car elle se releva presque aussitôt et tendant la main à son frère :

— Merci! dit-elle, j'allais faire une autre folie, tu m'en as empê-chée, je ne puis l'oublier... Tu as raison, Jérôme, je vais te suivre; demain, je serai la femme ou la sœur du chiffonnier; mais patience! tu redeviendras bientôt Jérôme Wilvorth esquire, le frère de Mme Horstcow!

Jérôme, stupéfait de cette transformation, la regarda quelques secondes sans répondre.

— Cela t'étonne ? reprit-elle.

— Je crois que tu perds la raison, ma pauvre Hélène!

— Aie confiance en moi, mon ami, je saurai vaincre la fortune.

8.

— Alors tu me suis ?

— Quand tu voudras ; le plus tôt sera le mieux.

— Je ne puis rentrer à ma chambre qu'au milieu de la nuit, personne ne m'a jamais vu là-bas sous ce costume, et pour toi-même, il faut qu'on ignore ta présence...

— Restons ici jusqu'à la nuit...

Ils s'enfermèrent toute cette journée du dimanche. Vers le soir, Hélène appela ses domestiques, leur dit qu'elle prenait à dix heures le train d'Italie à la gare de Lyon, paya leurs gages et les congédia, leur promettant de les reprendre à son retour qui ne tarderait pas.

Puis elle fit un paquet de ses bijoux, prit le peu d'argent qui lui restait, et vers minuit, au bras de Jérôme, quitta, non sans un grand serrement de cœur, son hôtel de la rue du Mont-Thabor.

Un fiacre les transporta dans une rue voisine de celle où habitait Jérôme ; ils rentrèrent à pied, tout doucement, dans la grande maison ouvrière.

Hélène gravit sans sourciller les quatre étages, mais lorsqu'elle se vit entre les quatre murs de ce que Jérôme appelait sa chambre, elle fut prise d'un profond dégoût et voulut partir.

Il fallut toute l'énergie de son frère pour la retenir. Elle se jeta sur le lit, et lui passa le reste de la nuit sur sa chaise.

CHAPITRE V

Quelques jours après les événements que nous venons de raconter, le vicomte d'Albert était assis dans son cabinet, très faible encore. C'était la première fois qu'il quittait sa chambre.

Il s'était accoudé à sa table de travail, et tenait un bijou, un camée, qu'il venait de trouver au milieu des mille riens qui encombraient son bureau. Il connaissait bien l'objet qu'il avait entre les mains, et les réflexions que sa vue lui suggérait, semblaient lui causer une cruelle émotion.

— Elle serait donc venue ! se disait-il, elle aurait profité de cette chute épouvantable pour arriver jusqu'à moi !...

Évidemment oui ! Cette broche, c'est avec intention qu'elle l'a laissée sur ma table ; c'était un de mes cadeaux de mariage, elle savait bien que sa vue me rappellerait tout le passé.

Je ne l'ai pas vue cependant ; peut-être craignait-elle ma colère ?

J'aurais dû deviner qu'une main plus qu'amie avait placé près de moi ces religieuses dévouées qui me soignent, ce nouveau domestique si respectueux, si attentionné. Pauvre Louise !... M'a-t-elle seulement reconnu ?... Mais c'est extraordinaire ! Lorsque je suis revenu de cet engourdissement qui m'anéantissait, je n'ai vu, il me semble, que des figures inconnues... La chute ! Ah ! je m'en souviens, mais ensuite, c'est l'inconnu... le sommeil...

Georges d'Albert fit résonner un timbre qu'il avait près de lui.

Son valet de chambre parut.

— Mon ami, priez la sœur de venir me parler.

— Bien monsieur !

En l'attendant, le vicomte essaya, mais vainement, de coordonner ses idées, pour se rappeler ce qui s'était passé lorsqu'on l'avait rapporté mourant dans son appartement ; tout fut inutile, il ne se souvenait de rien.

La sœur le rejoignit et s'assit dans un coin, en lui disant :

— Je gage que vous vous ennuyez, monsieur le vicomte ! Peut-être eussiez-vous mieux fait de ne pas quitter votre chambre.

— Non ma sœur, non, en aucune façon ; je suis au contraire intrigué au plus haut point... Regardez ce camée, savez-vous qui l'a laissé sur ma table ?

— Non, monsieur.

La religieuse avait répondu si nettement, qu'il fut persuadé de sa sincérité et n'insista pas.

— Permettez-moi, ma bonne sœur, de vous poser encore quelques questions ; connaissez-vous la personne qui voulut bien vous envoyer chercher, le jour ou le lendemain de mon accident.

— Pas davantage, cher monsieur... Il était midi, Mme la supérieure nous fit prévenir que nous étions attendues rue de la Michodière, et nous sommes venues.

— Et vous n'avez trouvé personne près de moi ?

— Le docteur Arnaud !

— Tout seul !

La sainte fille devint rouge jusque dans le blanc des yeux...

— Vous pouvez répondre sans détour, ma sœur ; voici un camée qui me prouve que d'autres femmes que votre digne compagne et vous ont bien voulu venir me voir...

— Ces dames m'avaient demandé le silence, répondit l'humble fille, qui ne savait pas déguiser la vérité.

— Ces dames !... Elles étaient plusieurs alors ?

— Deux...

— Deux ?... Voulez-vous que je vous les nomme ?

— Comme il vous plaira ! dit en souriant doucement la religieuse.

— Connaissez-vous Mme et Mlle d'Albert ?

— Oui, monsieur !

Ce « oui monsieur » donnait au vicomte la certitude qu'il ne s'était pas trompé.

— Merci, ma sœur, dit-il après un silence ; laissez-moi, je vous prie, j'ai besoin de rester seul... de me recueillir...

La garde-malade se retira dans la pièce voisine et Georges d'Albert, face à face avec lui-même, fit un retour sur le passé.

L'après-midi s'écoula sans incident. Vers quatre heures, la sœur, surprise de ne pas entendre le vicomte, vint frapper discrètement à la porte du cabinet.

Il ne répondit pas.

Inquiète, elle frappa plus fort ; mais le silence persistant, elle ouvrit et trouva le malade évanoui dans son fauteuil.

D'une main, il tenait le camée de la vicomtesse, et de l'autre, une feuille de papier timbré sur laquelle il était écrit :

« Je laisse à Mme Birais, mon amie, la totalité de ma fortune. »

« Paris, ce 9 novembre 1885.

« G. d'Albert. »

Instinctivement, la religieuse avait jeté les yeux sur ces lignes ; elle tressaillit comme si elle se fût rendue coupable d'une indiscrétion ; puis, revenant à la réalité, elle appela le valet de chambre et, avec son aide, transporta le vicomte sur son lit.

Elle avait eu la précaution de cacher le papier révélateur, mais il germait dans son cœur une sourde indignation.

Habituée au devoir, maîtresse d'elle-même, elle sut vaincre ce sentiment irréfléchi et prodigua à Georges les soins que nécessitait son état.

Lorsqu'il revint à lui, il jeta sur la pieuse fille un regard inquiet et, de sa bouche sèche, s'échappa un mot amer, trahissant les sentiments de son cœur :

— Misérable !

Sa gardienne ne comprit pas.

— Vous êtes seule ? lui dit-il enfin, après un silence.

— Oui, monsieur.

— Donnez-moi le bras que je me lève.

— Y pensez-vous ? Voulez-vous avoir une nouvelle syncope ?

— Je veux me lever !... Si vous ne voulez pas m'aider, je m'en irai seul...

Et, faisant un effort, il descendit du lit sur lequel on l'avait couché.

— Où voulez-vous aller ?

— Là ! dans mon cabinet !

— Non ! je vous en prie, restez ici, je vous donnerai tout ce que vous pourrez désirer.

Le vicomte écarta doucement la sœur qui s'était placée devant lui et, d'un pas assez ferme, gagna l'appartement qu'il venait d'indiquer.

Elle le suivit, craignant un nouvel accident.

Lorsqu'il fut devant sa table, il chercha, et, comme il ne trouvait pas

— Il y avait un papier ici ! dit-il en se retournant vers sa gardienne l'avez-vous vu ?

— Le voilà ! répondit-elle en le retirant d'un volume dans lequel elle l'avait caché.

— L'avez-vous lu ?

— Involontairement... vous le teniez à la main.

— Vous avez un Christ sur la poitrine, ma sœur; jurez-moi de ne jamais révéler à personne...

— C'est inutile, monsieur, mes yeux ont vu, mais je ne sais rien.

— Jurez, je vous en prie, c'est pour mon repos, ma tranquillité.

— N'avez-vous donc pas confiance en moi? Vous savez bien qu'il est défendu de jurer en vain? Contentez-vous de ma promesse.

— Donnez-moi ce papier, ma sœur, ou plutôt, non, je n'y veux pas toucher, rendez-moi le service de le jeter au feu...

— Venez!

Elle offrit son bras au vicomte et ils repassèrent dans la chambre à coucher. Dans la cheminée, il y avait un brasier incandescent; elle y jeta la feuille qui, en une seconde, fut réduite en cendres.

— Voilà! dit-elle, et maintenant laissez-moi vous demander pardon.

— Pardon de quoi?

— Pendant un instant, j'avais cessé d'avoir pour vous tout le respect, toute l'estime que...

— Vous aviez cru!... Au fait, la supposition était naturelle!

— Me le pardonnez-vous?

— De tout mon cœur!

— Prenez un peu de repos, mon bon monsieur, vous êtes agité... brûlant...

— Il y a de quoi, ma sœur. Cette signature, que vous avez vue, était la mienne; quand et comment m'a-t-elle été arrachée?... Je ne m'en souviens pas... Je cherche et je ne trouve pas... C'est à devenir fou!... N'était-ce pas daté du 9...? Et cet accident...

Le vicomte s'assit dans un grand fauteuil près du feu et se prit à réfléchir; il resta longtemps dans cette situation. La religieuse observait l'expression de son visage et, depuis un moment, elle devinait qu'une tempête bouleversait le cœur de son malade. Elle l'interrogea.

— Vous savez, monsieur, que le docteur vous a défendu tout travail intellectuel. Or, songer comme vous le faites est plus fatigant
qu'une lecture ; voulez-vous donc vous donner la fièvre? Qu'avez-
vous?

— Oh! ma sœur, mes idées me reviennent, je commence à voir
clair dans le chaos de mon pauvre cerveau... Ma conviction est faite,
on a voulu m'assassiner! m'assassiner pour me prendre ma fortune!
Il faut que je sorte, il le faut à tout prix!... Voulez-vous m'accompagner, ma sœur!... Nous irons au parquet, ma déposition sera
courte... Elle est absolument nécessaire. Ne faut-il pas que je demande
à la justice de me protéger? ne faut-il pas que je fasse punir mon
assassin?... Car enfin, si je vis, si je suis encore là, ce n'est pas de
sa faute... Son nom, je l'avais vainement cherché sur les listes de
ceux qui sont venus s'informer de mes nouvelles... Elle n'avait garde
de se présenter ici! Misérable!... fou que j'étais!

La pauvre religieuse, véritablement inquiète de la tournure que prenaient les choses, pensa que le meilleur moyen de calmer le vicomte,
était d'abonder dans son sens et d'approuver absolument les propo-
sitions incohérentes que lui suggérait la fièvre.

— Eh bien! ma sœur, sortons-nous? reprit brusquement le malade.

— Oui! dans un instant, lorsque vous serez plus calme. Taisez-
vous, ne parlez plus, et tâchez de dormir un moment.

— Et vous me promettez que nous sortirons ensuite?

— Je vous le promets.

— Alors, je vais essayer.

Georges d'Albert ferma les yeux, mais ses lèvres tremblaient avec
persistance, et il y avait dans tout son être des soubresauts nerveux
qui faisaient craindre une rechute. La bonne sœur envoya chercher
le docteur. Il ne vint que fort tard dans la soirée, et il lui fallut
employer toute son autorité pour obliger le malade à se mettre au lit.

Il réussit à l'endormir à l'aide d'un calmant et ne se retira qu'après avoir ordonné le silence le plus absolu dans la pièce où le vicomte reposait.

Le lendemain, la crise était passée; il ne restait plus à Georges d'Albert qu'une profonde tristesse. Son désir de sortir ne l'avait pas quitté, mais il le manifestait moins bruyamment et avait compris que le meilleur moyen de le réaliser bientôt était de garder pour le moment le repos le plus complet.

Cette méthode lui réussit et, au bout de quelques jours, le docteur Arnaud le mit au comble de ses vœux en lui déclarant qu'il ne voyait pas d'inconvénient à ce qu'il se promenât en voiture pendant une heure ou deux.

La journée paraissait devoir être assez belle, le temps était doux et une éclaircie par laquelle de pâles rayons de soleil avaient pu se glisser, donnait à cette après-midi d'automne quelque chose des effluves du printemps.

Georges d'Albert s'habilla, non sans une certaine recherche; il était pâle et maigre, mais dans ses yeux cernés se lisait une véritable émotion.

On était allé commander un coupé de remise, son phaéton eût été dangereux pour une première sortie.

Son valet de chambre monta sur le siège près du cocher, et lui s'installa seul dans la voiture.

— Où allons-nous? demanda le cocher.

— Rue d'Assas, 22, répondit le domestique.

La voiture roula.

La rue d'Assas est une des artères de Paris dans .aquelle règne le plus de tranquillité. On se croirait presque en province dans ce quartier paisible; les bruits du boulevard, les grouillements de la foule ne s'y font pas entendre, et les gens qui l'habitent restent presque étrangers à la vie brûlante de la capitale.

9

Le numéro 22 avait une certaine apparence ; c'était une jolie maison neuve, un peu haute, des fenêtres de laquelle on voyait tous les jardins du Luxembourg.

Lorsque la voiture se fut arrêtée, le vicomte en descendit et sonna.

Une vieille femme, coiffée de mousseline blanche comme les filles de Quimperlé, vint répondre ; mais quand elle eut ouvert la porte, elle fut tellement effrayée qu'elle s'appuya au mur pour ne pas tomber.

— Monsieur ! dit-elle en poussant un cri, Jésus ! Maria !

— Mathurine ! ma vieille Mathurine ! vous êtes toujours là ! Donnez-moi la main !

La pauvre femme s'essuya à son tablier et se laissa prendre la main, et tandis que Georges d'Albert la secouait vigoureusement, des larmes tombaient des yeux de la vieille servante.

— Madame ! dit simplement le vicomte.

— Ah ! Jésus ! monsieur, elle est sortie, c'est bien trop de malheur ! Mais... Marie est là ! Venez avec moi, seulement attendez que je la prévienne... ça la tuerait, la pauvre petite...

Et lorsqu'elle l'eut entraîné dans le corridor, loin des regards du valet de chambre et du cocher, elle l'arrêta.

— Monsieur Georges, dit-elle, ce que vous faites là est bien ! le bon Dieu vous le revaudra ! Tenez, depuis quinze jours, c'était une vie de galère ici, et vous m'enlevez de l'estomac un poids qui m'étouffait. Et Madame donc ? Ah ! la pauvre chère madame, elle me faisait pitié ! Ah ! c'est que je l'aime, voyez-vous ? Vous rappelez-vous quand je venais vous ouvrir la porte chez nous, à Vannes, sur la place Saint-Vincent ? C'est-y loin, mon Dieu, c'est-y loin ! C'est égal, il me semble que c'était hier !

Et Monsieur ! Vous savez que nous l'avons perdu, le pauvre cher homme ; c'est alors que je suis venue avec Madame ; elle ne voulait pas, mais je me suis fâchée...

— Merci, ma bonne Mathurine, mais vous oubliez qu'il me tarde
de voir ma fille... Vous me conterez cela plus tard !

— Tiens ! faut-il que je sois bête ? Faites excuse, mon pauvre monsieur ! mais ça m'a tellement secouée ! Vous allez la voir Mademoiselle ! Ah, dame ! c'est un beau brin de fille !... Tenez, je jacasse là
comme une vieille commère ; entrez, je vais la chercher, la prévenir...

Et ce disant, elle poussa le vicomte dans la pièce qui servait de
salon.

Il s'arrêta là sur le seuil, profondément ému,

Le petit appartement dans lequel il se trouvait, évoquait en lui
tous les souvenirs d'autrefois.

Le meuble en velours d'Utrecht était bouton d'or, de forme antique,
c'était celui du salon de Vannes, au temps où M. de Pontbrun recevait les visites assidues du lieutenant d'Albert.

La pendule, il la connaissait, il l'avait vue aussi chez son beau-
père ; ces tableaux étaient des primes du journal de mode que sa
femme recevait quand elle n'était encore que jeune fille !

Sur la cheminée, dans de petits cadres de chêne sculpté, il y avait
des photographies, la sienne en lieutenant, et une seconde fois, à
l'époque où, après avoir quitté la Bretagne, il était venu se fixer à
Crouy. Ce bébé, c'était sa fille à cinq ans !

Georges, les larmes aux yeux, regardait tous ces objets, comme
on considère une chose sainte, sans oser y porter la main ; mais ce
qui mit le comble à son trouble, ce fut de voir, dans un coin de la
pièce, sa canne, celle dont il se servait autrefois ; elle était là, comme
s'il l'y eût déposée lui-même !

Partout le passé revenait, rappelant à son esprit des heures de
bonheur, réveillant dans son cœur des affections endormies.

Il était tout absorbé dans ces pensées, lorsque la porte du salon
s'ouvrit et une belle jeune fille, tremblante et rougissante, parut.

Georges fit un pas vers elle en ouvrant les bras :

— Marie ! s'écria-t-il.

— Père ! répondit la jeune fille.

Puis, toute à sa joie, elle se jeta dans les bras que le vicomte lui tendait et, pendant un moment, on n'entendit que des sanglots.

— Laisse-moi te regarder un peu, lui dit Georges après l'avoir longuement embrassée... Il mit ses mains sur les épaules de la jeune fille et la tint ainsi éloigné de lui... Oui, je retrouve ta physionomie d'enfant, ce sont bien les yeux de ma petite Marie d'autrefois ! Chère, chère petite ! tu m'avais oublié sans doute ?

— Oh ! Non, père ! tous les jours, nous causions de toi ; tous les jours, je venais considérer ces portraits, et lorsque je t'ai revu pour la première fois... Je n'ai pas été...

— Tais-toi, lui dit Georges en l'interrompant, et en essuyant furtivement les larmes qui coulaient de ses yeux ; parlons de ta mère, où est-elle ?

— Maman fait des courses, répondit Marie un peu embarrassée.

— Reviendra-t-elle bientôt ?

— Pas avant six heures.

— Je l'attendrai.

— Oh ! oui, elle sera si heureuse !

— Elle est sortie depuis longtemps ?

— Immédiatement après déjeuner.

— Et elle ne t'a pas emmenée ?

— Je ne sors qu'à deux heures, moi !

— Toute seule ?

— Il le faut bien, répondit Marie en devenant toute rouge.

— Comment, mignonne, ta mère te laisse aller ainsi, toute seule, par les rues de Paris ?... Pourquoi rougis-tu ?... Il y a là-dessous quelque mystère ?

— Oh ! il est tout simple, le mystère, répondit la naïve jeune fille ; c'est qu'il faut bien travailler pour vivre ! Pendant que maman donne ses leçons de piano, je vais chez nos petites élèves et je leur apprends le français, la grammaire et le solfège.

Le vicomte ne répondit pas ; mais il se leva, prit son mouchoir, cacha sa tête dans ses mains, et, s'appuyant sur la cheminée, se reprit à sangloter.

— Je t'ai fait de la peine, père ? dit à mi-voix Marie en passant doucement son bras autour du cou de Georges, pardonne-le-moi, c'est bien involontaire, je t'assure.

— Non, mon enfant ; tu ne m'as pas fait de peine, mais je me demande ce que j'avais fait à Dieu pour qu'il ait permis que je vous laisse ainsi, ta mère et toi, pendant si longtemps !

— Il faut le remercier, père, de ce qu'il t'a guéri ; je l'ai tant prié ! tant prié ! que je savais bien qu'il te conserverait à notre tendresse.

— Pauvre chérie !...

Il la prit encore dans ses bras et la tint longtemps serrée sur son cœur.

— Il est bientôt deux heures, mon enfant ; sais-tu où est ta mère, en ce moment ?

— Rue du Bac, chez Mlle d'Autis.

— Ma voiture est en bas, à la porte ; tu vas mettre ton chapeau, et y monter ; on te conduira rue du Bac et tu prieras ta mère d'abandonner sa leçon pour revenir avec toi. Va, mon enfant, je t'attends.

Marie ne se fit pas prier.

— En même temps, dit-elle, je m'arrêterai rue de Rennes, chez les petites de Karadek, pour les prévenir qu'elles ne m'attendent pas aujourd'hui, n'est-ce pas ?

— C'est cela ! va vite, et ramène-moi ta mère.

— Il ne fait pas chaud ici, père, je vais faire allumer du feu...

— Tu n'en avais donc pas, avant mon arrivée ?

— Non, c'est aujourd'hui jour d'entremets et je faisais des œufs à la neige à la cuisine !

— Petite fée ! dit en souriant l'heureux père, dépêche-toi !

Marie disparut et revint quelques instants après suivie de Mathurine portant une charge de bois.

— Mathurine, vous allez faire un bon feu, et vous tiendrez un peu compagnie à mon père pour qu'il ne s'ennuie pas... A tout à l'heure, père, je reviens dans une demi-heure, tout au plus.

Elle courut à lui, l'embrassa encore, et comme il la retenait un peu :

— Que le bon Dieu est bon, dit-elle ! Voilà la joie dans la maison !

Lorsqu'elle eut quitté le salon, elle descendit, toute heureuse de s'en aller ainsi seule en voiture.

Le valet de chambre, qui avait été placé chez le vicomte par les soins de Mme d'Albert, la connaissait. Lorsqu'elle parut sur le seuil de la maison, il la salua respectueusement.

— Mademoiselle monte en voiture ?

— Justement ! Voulez-vous, je vous prie, me faire conduire rue du Bac, 35 ?

Pour toute réponse, le domestique ouvrit la portière et se tint à côté, le chapeau à la main.

— Couvrez-vous, couvrez-vous, il fait froid, et je n'ai pas fini de boutonner mes gants.

Elle était charmante ainsi, la taille cambrée, les joues rougies par le vent froid qui lui soufflait au visage, bien simple dans sa robe de cheviotte gros vert, emmitouflée dans une petite jaquette toute garnie d'astrakan, sous sa voilette blanche et son chapeau rond de velours, de même nuance que sa robe, surmonté d'une plume aux reflets changeants.

Sous son bras, elle tenait son manchon et boutonnait son gant, en faisant mille petits efforts gracieux pour aller plus vite.

Lorsque ce fut fait, elle s'avança vers la voiture, mit sur le marchepied une bottine bien faite, serrant un pied bien cambré, s'assit dans le coin, releva la vitre, et dit, d'un petit ton tout à fait comique :

— Je suis très pressée, ne perdons pas de temps !

Le valet de chambre remonta sur son siège et le cheval partit au grand trot.

Pendant ce temps, Mathurine organisait le feu dans le salon.

— Bien sûr, ça va fumer, dit-elle ; on n'y a pas allumé de feu depuis l'hiver dernier, et lorsque les cheminées ne sont pas chaudes... Comment l'avez-vous trouvée, mon pauvre monsieur, notre pauvre demoiselle ?

Mathurine, était-ce manie, était-ce un terme affectueux, avait pour habitude de qualifier de pauvre tous les gens qu'elle aimait.

— Elle est charmante, répondit le vicomte, c'est le portrait de sa mère lorsqu'elle avait vingt ans !

— Ah ! par exemple, je ne trouve pas ! et Madame est bien de mon avis, si on l'habillait en homme, ce serait vous tout craché ! Et puis, le caractère ! Elle est vive comme la poudre, elle part comme une soupe au lait, mais c'est fini tout de suite. Ah ! c'est une bien bonne petite, allez !... et qu'elle ne rendra pas son mari malheureux, si elle se décide à entrer en ménage.

— Est-ce qu'il en est question ?

— Non ! pas que je sache du moins, et je puis bien dire qu'on n'en a pas encore parlé, parce que cette pauvre Madame n'aurait pas manqué de me le dire.

Le vicomte ne put réprimer un sourire.

— Ça vous fait rire, mon pauvre monsieur, mais c'est comme ça, on ne mariera pas cette pauvre petite Marie sans me le dire, vous pouvez en être sûr! C'est celle-là qui fera une bonne maîtresse de maison! tout comme Madame, du reste. Elle sait tout, elle connaît tout! Lorsque nous avons du monde à dîner, ça n'arrive pas souvent, heureusement! une ou deux fois par an, pas plus, c'est elle qui fait les plats difficiles. Je me suis un peu rouillée. Vous comprenez, mon pauvre monsieur, tous les jours, ici, l'ordinaire est bien simple! Nous ne sommes pas riches, voyez-vous, et tout est si cher!

Et encore, je ne sais pas comment fait Madame, elle a le don d'ensorceler les marchandes, sans doute; car, lorsque c'est elle qui va au marché, elle rapporte de tout et c'est deux fois moins cher que lorsque c'est moi! Ah! je fais bien attention, cependant! Mais, dans ce diable de Paris! Ah! ils sont si voleurs! C'est moi qui regrette mon marché de la place des Lices, à Vannes!

— Nous tâcherons d'arranger cela, Mathurine.

— Vous allez bien rester ici, je suppose?... Tiens! en voilà une question! Pardonnez-moi, mon pauvre monsieur, mais je me figurais que je causais avec Madame! Ça ne me regarde pas! Je suis une vieille bête!... C'est-à-dire si, ça me regarde bien, parce que je l'ai tant demandé au bon Dieu; mais enfin, je suis une indiscrète.

— Non, ma brave Mathurine, vous n'êtes pas une indiscrète; il y a bien assez longtemps que vous êtes à la maison pour qu'on ne vous considère pas comme une étrangère; vous êtes un peu de la famille, et vous pouvez tout savoir.

Je resterai, si on me le permet.

— Ah! par exemple! Jésus! Maria! En voilà une idée! Si on vous le permet! Mais on vous en priera, mon pauvre monsieur.

Ah! si M. de Pontbrun avait été là, c'eût été une autre affaire! Et le pauvre homme, que Dieu ait son âme, il ne s'y serait pas opposé non plus, c'était bien la crème des crèmes.

Et celle de Mademoiselle qui est là-bas sur le feu ! S'il en reste,
j'aurai de la chance !

— La crème des œufs à la neige ?

— Justement !

— Allez vite, Mathurine ! allez vite, elle va brûler ! elle va se
sauver ! Allez ! allez ! j'en veux manger ce soir.

La vieille bonne se précipita dans sa cuisine ; une forte odeur, qui
la prit à la gorge, dans le corridor, lui prouva qu'elle arrivait trop
tard et que sa crème était perdue.

En effet, les blancs d'œuf attendaient au fond de leur plat qu'on
voulût bien leur adjoindre la crème, mais celle-ci manquait à l'appel,
et au fond de la casserole de terre, dans laquelle on l'avait fait
chauffer, il ne restait qu'une croûte épaisse, toute roussie.

— Oh ! ça y est ! c'est fait ! je suis arrivée trop tard, dit en grognant
Mathurine, quatre sous de flambés ! Bien sûr, Mademoiselle va me
gronder, mais on ne peut pas être au four et au moulin. J'aurais
beau rester là à regarder ma casserole vide jusqu'à demain, ça ne
fera pas changer les choses. Allons voir si je puis trouver d'autre lait
dans le quartier.

Et, prenant un petit pot de fer battu comme en portent les laitières
de Paris, elle sortit pour faire sa commission, en courant aussi vite
que pouvaient le lui permettre ses vieilles jambes.

Lorsqu'elle revint, la vicomtesse et sa fille descendaient de voiture
devant la porte.

— Laisse-moi, dit Mme d'Albert à Marie, je t'appellerai lorsque tu
devras venir me rejoindre.

La jeune fille suivit la cuisinière.

— Je viens d'aller chercher du lait, lui dit celle-ci.

— Mais il y en avait du lait, je l'avais mis sur le feu.

— Ah ! je le sais bien que vous l'aviez mis sur le feu, il n'y est

9.

que trop demeuré, sur le feu ! Quand j'y ai songé, il n'en restait
plus !

— Comment, ma bonne Mathurine, vous avez oublié mon lait !

— Y avez-vous pensé, vous ?

— Je venais de revoir mon père, j'avais bien la tête à cela !

— Et moi, croyez-vous que ça ne m'a pas fait un effet !

— Vous en avez trouvé d'autre, heureusement ! Faites-le chauffer ;
je reviens, le temps d'ôter mon chapeau.

Pendant que Marie causait ainsi, sa mère était arrivée à la porte
du salon, elle n'avait pris le temps de quitter ni son manteau, ni sa
voilette ; elle allait vite où son cœur l'appelait en battant bien fort.

Le vicomte avait entendu des pas précipités, il vint à la porte,
l'ouvrit et se trouva face à face avec sa femme.

Une sorte de fausse honte le retenait ; c'est elle qui lui sauta au cou.

Ils n'avaient pas échangé une parole ; lui, tremblait trop pour
parler ; elle, avait des larmes dans la gorge qui ne lui eussent pas
permis d'émettre un son.

Cependant, elle ferma la porte à double tour, et vint s'asseoir
défaillante dans un fauteuil.

Georges se mit à genoux devant elle, prit ses deux mains et les
couvrit de baisers.

— Pardon ! Louise ! Pardon ! dit-il enfin. Voudrez-vous oublier tout
le chagrin que je vous ai causé ?

— Relevez-vous, Georges, relevez-vous ! lui dit-elle. Il y a dix-sept
ans que je prie Dieu de vous ramener près de moi. Je le priais bien
mal, sans doute ; car il ne m'avait pas encore exaucée ! Pourrais-je
me plaindre aujourd'hui, lorsqu'il vient de combler tous mes vœux.

— Mais ces fautes, ma Louise bien-aimée ! Ces fautes désas-
treuses, dont je me suis rendu coupable, pourrez-vous les pardonner ?... Ne vous souviendrez-vous pas toujours que j'eus la lâcheté

de vous abandonner dans la misère !... que pendant dix-sept ans
j'oubliai le toit conjugal?... que je ne cessai de vous torturer par des
sollicitations honteuses !

— Taisez-vous, Georges ! ne parlez pas de cela ! Ce fut ma plus
cruelle souffrance, n'y touchez pas, mon ami ! je vous en prie !

— J'étais fou, chère femme ! J'avais absolument perdu la raison,
j'étais grisé par les entraînements du monde ; mais il y avait dans
mon cœur un sentiment qui sommeillait ; la preuve que votre souvenir
était vivant dans mon âme, c'est que je m'efforçais de l'en chasser.
La preuve que je vous aimais, et que cet amour était enraciné en
moi, c'est qu'au milieu de mes sottises, vous m'apparaissiez comme
un perpétuel reproche ; la preuve que je vous aimais, c'est que
j'essayais de vous détester !

Et lorsque, l'autre jour, j'ai trouvé sur ma table ce souvenir de
Rome, que je tenais de ma mère et que je vous offris jadis, tout mon
être a été remué ; le remords m'a brisé plus brutalement encore que
ma terrible chute, et je n'ai plus eu qu'une pensée, Louise : venir me
jeter à vos genoux, venir prendre vos mains pour y poser mes lèvres,
venir vous demander de me permettre de vous aimer encore, et de
réparer par mes respects, mes soins et ma tendresse, les douleurs et
les tristesses du passé. Le voulez-vous ?

— Si je ne le voulais pas, Georges, vous aurais-je laissé ce bijou
qui devait vous prouver que lorsque je vous avais vu en danger, rien
n'avait pu m'arrêter, rien n'avait pu m'empêcher de courir auprès de
vous ?

— Vous êtes bonne ; vous l'avez toujours été ; seul, je fus misérable ! Que d'années perdues pour le bonheur !...

— Nous demanderons à Dieu qu'il daigne nous en accorder encore
un grand nombre !

— Me pardonnera-t-il, lui ?

— En doutez-vous ? Ne vous en a-t-il pas donné la preuve en vous arrachant à la mort, il y a quelques jours à peine ?

— Il m'en donne encore aujourd'hui l'espoir, puisqu'il me ramène entre vous deux. Louise ! je vous le jure, à dater de ce jour, je n'appartiens plus au monde, je me donne tout à vous, tout à notre fille !... Et de quelle délicatesse vous avez encore fait preuve ! Pourquoi Marie n'est-elle pas là ? Vous n'avez pas voulu qu'elle me vît à genoux, vous n'avez pas voulu qu'elle fût témoin du pardon, elle avait été cependant présente à l'offense.

— Marie ne sait rien, mon ami ; elle croit que des questions d'intérêt nous séparaient, mais... le reste... elle l'ignore ! J'ai voulu, quoi qu'il pût arriver, que le nom de son père fût toujours prononcé par elle avec tendresse et respect ! Ne parlez donc plus du passé, mon ami, jetons sur lui un voile impénétrable ; c'est, vous l'avez dit, une nouvelle vie qui commence.

— Oh ! merci ! Je serais heureux, heureux complètement, si votre digne père était encore là, si je pouvais aller lui demander, à lui aussi, d'oublier mes folies ! L'eût-il voulu ? Il était le type du vieux gentilhomme, l'honneur, la délicatesse en personne ; je l'avais profondément blessé !

— C'est vrai, mon ami ; mais j'en ai la conviction, je le sens, du haut du ciel, il vous pardonne.

Savez-vous quelle fut sa dernière parole lorsqu'il nous quitta pour toujours ?... Quelques instants avant de mourir, il dit à deux ou trois reprises : « Pauvre Georges ! » Ces mots, je les ai répétés bien souvent depuis, et, si en les prononçant, il y avait dans sa voix de profonds accents de tristesse, il y avait aussi de la pitié, de la miséricorde. N'en doutez pas, Georges, mon père serait là qu'il approuverait en tous points ce que je viens de dire.

— Vous me rendez la paix, mon amie ; mais, pour la conserver, pour que rien ne vienne la troubler encore, j'ai une grâce à vous demander... Tenez-vous beaucoup à Paris ?

— Vous allez au-devant de mes désirs, dit en souriant l'excellente femme, je voulais vous poser la même question !

— Paris, c'est l'enfer, c'est le gouffre dans lequel viennent s'effondrer tous les bons sentiments, sombrer toutes les vertus. Paris, c'est le pays du mal, le pays de la contagion, son pavé brûle les pieds de celui qui le foule, son air est empesté, il empoisonne ceux qui le respirent. Quittons Paris, Louise, quittons-le dès que nous le pourrons.

— Vous lui gardez rancune, et vous n'avez pas tout à fait tort; mais je ne suis pas aussi sévère que vous, je ne condamne pas la grande ville sans l'entendre; elle fut hospitalière pour moi, vous n'avez pu juger que ses mauvais côtés; moi, je connais ce qu'elle cache de bon, j'ai vu ses églises encombrées, ses pauvres secourus, et tandis que dans les bas-fonds...

Vous avez l'air de protester... soit... Tandis que dans les bas-fonds et sur quelques hauteurs, puisque vous le voulez, le vice règne en maître, au sommet se dresse, comme une éloquente protestation de la France chrétienne, de Paris catholique, le plus beau monument de notre pays !

C'est là que nous irons remercier Dieu, mon ami; nous monterons à Montmartre; j'ai contracté, vis-à-vis du Sacré-Cœur, la dette la plus sacrée, il faudra que nous allions la payer ensemble.

— De grand cœur, Louise, de grand cœur ! Et maintenant, laissez-moi vous demander une autre grâce; voulez-vous m'accompagner rue de la Michodière ?

Le front de la vicomtesse se plissa.

— Ne me répondez pas, ma proposition vous peine, je le comprends, j'aurais dû le deviner. Pouvez-vous alors me recevoir ?

— Venez ! répondit Mme d'Albert en ouvrant la porte du salon; venez, il y a quinze jours que votre chambre vous attend !

Ce fut une nouvelle surprise. Avec une attention touchante, la vicomtesse avait organisé, dans la plus belle pièce de l'appartement, une chambre d'homme qui rappelait en tous points celle que son mari occupait jadis à Crouy.

— Vous voilà chez vous, lui dit-elle; nous allons envoyer votre domestique chercher ce dont vous pouvez avoir besoin, et remercier les religieuses.

Vous irez vous-même, demain, donner les ordres que vous croirez nécessaires.

Georges accepta. Cette combinaison dérangeait un peu ses plans : il avait rêvé de ramener chez lui sa femme et sa fille, mais il comprit que la chose n'était pas possible, et il fit ce que la vicomtesse avait décidé.

Le docteur Arnaud lui avait permis une promenade de deux heures, et il y en avait six qu'il était hors chez lui, lorsque son domestique lui apporta son coin de feu, ses pantoufles et les potions qu'il devait encore prendre pour calmer son système nerveux.

Cependant, il se sentait si peu fatigué, qu'il résolut de se mettre à table entre sa femme et sa fille.

— Marie m'a dit que c'était jour d'entremets, et je tiens absolument à connaître les talents culinaires de ma fille, dit-il à la vicomtesse.

— Mais ne craignez-vous pas qu'une pareille journée ne puisse vous fatiguer ?

— La joie n'a jamais fait de mal à personne. Je vous en prie, laissez-moi faire.

Le dîner fut très gai, la soirée s'acheva dans la chambre du vicomte. Elle ne se prolongea pas, les émotions avaient été telles que tous avaient besoin de repos.

Ils n'allèrent pas le prendre sans avoir ensemble remercié Dieu.

Ce fut Mlle d'Albert qui traduisit la pensée qui avait germé dans son cœur et dans celui de la vicomtesse.

— Père, dit-elle, tous les soirs, Mathurine vient dans la chambre de ma mère et, toutes les trois nous faisons ensemble notre prière ; aujourd'hui, nous serons quatre, car tu seras des nôtres, n'est-ce pas ?

Georges regarda sa femme ; il comprit qu'en acceptant il lui ferait plaisir, et, bien qu'il eût perdu, et depuis longtemps, l'habitude de prier, il prit le bras que lui offrait sa fille et se laissa conduire.

Marie, pleine d'attention, lui donna son prie-Dieu, elle se mit par terre, la vicomtesse récita d'une voix émue la prière du soir, et lorsqu'elle eut achevé, l'enfant, l'ange de la maison, se fit encore l'interprète de tous, elle dit tout haut ce que chacun murmurait tout bas :

« Merci, ô mon Dieu, de nous avoir réunis, nous vous aimons et vous adorons, protégez-nous et daignez nous combler de vos bénédictions. »

En se relevant, la mère et la fille se retrouvèrent tout auprès du vicomte ; il les prit l'une et l'autre et les confondit dans un même tendre baiser.

Les jours qui suivirent furent des jours de bonheur. Georges eut vite toutes ses habitudes dans la maison, et parfois, lorsqu'il songeait au passé, il se demandait comment il avait pu déserter la vie si calme et si douce de la famille, pour aller courir au-devant des fausses joies du monde.

Le bonheur rend indulgent, le vicomte s'en aperçut.

Sa femme avait gardé sur sa chute le silence le plus absolu, lui-même avait évité d'en parler ; il laissa donc tomber d'eux-mêmes les projets de vengeance qu'il avait nourris lorsqu'il avait trouvé la

preuve du complot ourdi contre sa vie et sa fortune, et ne parla plus
d'aller porter au parquet une plainte qui l'eût obligé à dévoiler, à
des hommes qui ne le connaissaient pas, les tristesses de sa vie
passée.

Mme d'Albert avait hâte de quitter Paris; le lendemain du jour
où son mari était revenu près d'elle, une lettre était partie pour
Vannes.

La vicomtesse annonçait à ses amis de Bretagne qu'elle venait de
prendre une grave décision; elle allait revenir habiter le Morbihan.
La vie paisible d'autrefois lui semblait préférable à l'existence verti-
gineuse de la capitale.

Les de Tailleboy avaient été les premiers avertis de l'heureuse
issue de l'accident du vicomte, et Mme d'Albert, avec une délicatesse
que son mari ne sut trop apprécier, avait averti Mathurine qu'elle ne
recevrait personne avant son départ.

Les relations qu'elle s'était créées, n'étaient pas, en effet, du monde
que Georges avait eu l'habitude de fréquenter.

Il ne connaissait pas les amis de sa femme et ne tenait en aucune
façon à commencer avec eux des relations qui ne devaient durer que
quelques jours.

Eux, au contraire, avec cette curiosité inséparable de notre nature
humaine, eussent été bien aise de voir de près ce viveur, dont le tout
Paris qui s'amuse avait si longtemps parlé.

La vicomtesse avait prévu tout cela; aussi, ses ordres, à cet égard,
furent particulièrement stricts.

Elle fit, avec sa fille, les visites, pour prendre congé, que les
convenances l'obligeaient à faire, et dit à tous qu'elle partait fort
précipitamment, la santé de son mari l'obligeant à rejoindre au plus
tôt la campagne.

Les gens intelligents comprirent.

Ils ne s'étonnèrent pas d'entendre Mathurine leur répondre que Madame était sortie, lorsqu'ils vinrent rendre la visite qu'ils avaient reçue.

Ils laissèrent leur carte.

Cependant les de Tailleboy insistèrent très vivement. Mme et Mlle d'Albert n'avaient pas eu la chance de les rencontrer et ils étaient trop intimes pour les laisser partir après le simple échange d'un morceau de carton. Du reste M. de Tailleboy avait une importante communication à faire à Mme d'Albert. Mathurine vint donc trouver sa maîtresse et l'informer que M., Mme et Mlle de Tailleboy demandaient que Madame voulût bien les recevoir.

— C'est une consigne qu'on vous a donnée là, avait dit M. de Tailleboy, mais elle n'est pas faite pour nous; allez prévenir Mme d'Albert.

A ce nom de Tailleboy, le vicomte, qui lisait un journal, releva la tête.

— Tailleboy, dit-il, je connais ce nom-là ! Où l'ai-je vu ?... Si je ne me trompe, c'est sur les cartes des gens aimables qui venaient prendre de mes nouvelles... Je tiens à voir celui qui le porte, à le remercier moi-même... Louise, recevez vos amis, vous me ferez plaisir.

— Faites monter, reprit la vicomtesse en se retournant vers Mathurine.

L'entrevue fut des plus cordiales, de part et d'autre.

— Jeunes filles, dit à un moment M. de Tailleboy, vous seriez fort aimables d'aller, pour quelques instants, échanger vos confidences dans la chambrette de Mlle Marie. J'ai à faire à Mme d'Albert une communication qui ne vous intéresserait qu'à demi.

Blanche de Tailleboy, qui semblait être dans la confidence, entraîna gaîment son amie, en lui chuchotant à l'oreille des mots qui firent monter à son front une vive rougeur.

— J'ai à vous faire part, dit M. de Tailleboy lorsqu'elles eurent
quitté le salon; d'une demande qu'on m'a prié de vous adresser... Je
vais la formuler sans détour; vouloir traiter adroitement semblable
sujet, c'est généralement faire preuve d'une grande maladresse...
Donc, répondez-moi aussi franchement que je vous interroge. Voulez-
vous marier Mlle Marie ?

Il y eut un silence.

— Cela dépend, répondit la vicomtesse.

— Et vous, cher monsieur, vous ne vous expliquez pas ?

— Je suis de l'avis de ma femme : cela dépend.

— Donc, il est déjà convenu que vous n'opposez pas à ma proposition un refus péremptoire. Alors, je continue. On m'a chargé depuis plus de quinze jours de vous adresser la demande en bonne et
due forme; il s'agit d'un jeune homme, orphelin de père et de mère,
ayant une fortune assez considérable, sept ou huit mille livres de
rentes et un grade dans l'armée.

— Mais je le connais, s'écria le vicomte, c'est un lieutenant ?

— Justement !

— Charmant garçon, bien élevé, conduite exemplaire, trop exemplaire même, si je puis m'exprimer ainsi.

— Vous m'évitez la peine de vous faire l'éloge de mon candidat.

— Et comment le connaissez-vous, Georges ?

— Mais, ma chère amie, voici trois mois que j'entends dire autour
de moi que le mariage est décidé.

— Ce qui prouve combien les gens qui s'en occupent sont bien
informés, dit en riant Mme de Tailleboy, c'est que probablement
Mme d'Albert ne sait pas encore de qui nous voulons parler.

— Je m'en doute; n'est-ce pas de ce monsieur de Blinois que j'ai
vu chez vous deux ou trois fois ?

— Vous y êtes ! Comment le trouvez-vous.

— Très bien... Voulez-vous nous donner le temps de la réflexion ?

— Mais c'est tout simple ; et puis il me semble, dit finement M. de Tailleboy, qu'il faut un peu consulter la plus intéressée dans l'affaire ; ce n'est pas nous qui passerons devant M. le maire.

— Marie s'en rapportera très certainement à nous... Mais il est une grave question à traiter, c'est celle de la dot... M. de Blinois est riche.. peut-être exigera-t-il....

— Il n'exigera absolument rien, et lorsque j'ai abordé avec lui cette affaire délicate, savez-vous ce qu'il m'a répondu ?

— Dites.

— Il est bien malheureux que le ministre de la guerre nous oblige à nous occuper avant tout de la question d'argent : n'oubliez pas de dire à Mme d'Albert que c'est sa fille seule que je désire ; quant à sa dot, je ne m'en préoccupe pas.

— Décidément, ce petit de Blinois me plaît, s'écria le vicomte ; M. de Tailleboy, venez donc dans ma chambre que je vous montre quelque chose.

Pendant qu'ils passaient dans une autre pièce, Mme d'Albert s'était rapprochée de Mme de Tailleboy.

— Il y a deux questions que je ne veux poser qu'à vous, dit la vicomtesse ; vous connaissez bien ce jeune homme ?

— Intimement, mon mari lui a presque servi de père.

— Alors, répondez-moi bien sincèrement. M. de Blinois me plaît sous tous les rapports, mais je n'hésiterais pas à lui refuser ma fille s'il ne remplissait pas ses devoirs de chrétien.

Est-il religieux ?... C'est la sauvegarde de la famille, c'est une condition essentielle de bonheur, et je préférerais, je ne vous le cache pas, perdre Marie, que de l'unir à un impie, voire même à un indifférent.

— Vous pouvez être absolument rassurée sur ce point, M. de Blinois est un modèle. Il a reçu l'éducation solide qui forme les hommes, c'est un chrétien, un bon chrétien même.

— Ceci répond à tout, et je m'en rapporte à votre appréciation... c'est une si grande responsabilité, que de décider un mariage... M. de Blinois nous connait, il sait...

— S'il a tant tardé à faire sa demande, nous disait-il hier, c'est qu'il craignait de ne pas obtenir de M. d'Albert le consentement qui ui était nécessaire... Il n'a pas été le moins heureux de nous tous, croyez-le, lorsque nous lui avons appris les grands événements de la semaine dernière.

En disant ces mots, Mme de Tailleboy prit la main de la vicomtesse et la serra affectueusement.

— Vous devez être bien heureuse !

— Oui, certes, je ne puis que remercier Dieu ; mais, cependant, tous mes vœux ne sont pas encore comblés.

Il m'a rendu mon mari, il me l'a rendu aimant, doux, et repentant, mais il lui reste encore quelque chose à faire... Je vous confie cela, chère amie, parce que je sais combien vous êtes bonne et combien vous partagez mes idées ! Je ne suis pas encore complètement heureuse : Georges m'est revenu, mais il n'est pas encore revenu à Dieu !

Hier, nous sommes allés à Montmartre, tous les trois, le remercier des faveurs dont il nous comble, et je vous avoue que j'espérais que la vue de la basilique, les souvenirs de pénitence qu'elle évoque, la ferveur si communicative que l'on constate dans la chapelle provisoire, je vous avoue, dis-je, que j'espérais que tout cela impressionnerait vivement mon pauvre Georges.

Il a beaucoup pleuré, il a prié, je crois, mais il nous a laissées aller seules à la sainte Table !

En rentrant, je n'ai pas fait la moindre réflexion : il ne faut jamais violenter les consciences, l'exemple vaut mieux que tous les conseils et, ici, l'exemple ne lui manquera pas.

Le jour où je le verrai définitivement en paix avec Dieu, je serai bien heureuse, je vous le jure ! Jusque-là, il me semble que quelque chose nous sépare encore... Priez bien avec nous, chère amie, pour que cette nouvelle grâce nous soit enfin accordée. C'est dans l'intérêt de son âme et Dieu ne saurait nous la refuser longtemps.

Pendant que ces dames s'entretenaient ainsi, M. d'Albert confiait à M. de Tailleboy certain secret qui n'était pas sans l'embarrasser un peu.

— C'est un très gentil gaçon ce petit de Blinois, dit en entrant dans sa chambre le vicomte un peu railleur, mais il doit avoir de son futur beau-père une idée assez peu flatteuse.

— Vous ne vous ménagez pas, il me semble !

— A quoi bon ? Tout Paris ne sait-il pas aujourd'hui que j'ai passé plus de quinze années de ma vie hors de ma famille ?

— Vous avez réparé tout cela et les honnêtes gens ne peuvent que vous accorder leur estime.

— Soit. Mais les gens à la mode font des gorges chaudes ; cela m'est absolument indifférent ; en sera-t-il de même pour M. de Blinois ?

— J'en suis persuadé !

— Ce n'est pas tout. Il est certain qu'avant notre départ pour la Bretagne, nous allons voir ce jeune homme. Or, il faut que je vous raconte l'histoire du déjeuner interrompu...

— Je sais, je sais, il m'a déjà mis au courant de tout cela.

— Ah bah !... Et... qu'en dit-il ?

— Ma foi, que voulez-vous qu'il en dise ? Il ne vous a pas ménagé le jour où il me rapporta l'aventure ; mais, comme je vous le disais à l'instant, l'éponge est passée sur tout cela. Croiriez-vous qu'il craignait très fort que vous ne lui ayez pas pardonné sa sortie un peu brusque.

— Tranquillisez-le, cher monsieur, et dites-lui que j'ai trop de choses à me faire pardonner pour ne pas être indulgent à l'égard des autres.

— Vous êtes bon, et laissez-moi vous dire combien je suis heureux de vous entendre m'exprimer de semblables sentiments.

— Je vaux moins que vous ne le croyez !

— Quand quittez-vous Paris ?

— Mais dans quelques jours.

— Cette perspective le désole.

— Je ne sais trop si ma femme consentira à retarder son départ; nous sommes dans les caisses et les paquets jusqu'au cou !

— Il y aurait une façon très simple de tout arranger.

— Prendre un congé et venir le passer à Vannes ?

— Mieux que cela ! faire une demande de permutation.

— C'est juste, et rien de plus facile. M. de Blinois trouvera dix, quinze lieutenants qui seront enchantés de troquer les rues noires du chef-lieu du Morbihan contre le boulevard des Italiens.

— Je me charge de tout cela, congé ou permutation, peu importe, nous tâcherons d'avoir l'un et l'autre. Si nous retournions près de ces dames !

— Volontiers ! répondit le vicomte. Puis, d'une voix altérée, tellement émue que M. de Tailleboy en fut surpris, Georges ajouta tout bas :

— Il ne joue pas au moins ?

— Jamais il n'a touché une carte.

— Que ne puis-je en dire autant !

M. de Tailleboy garda le silence et ces messieurs rentrèrent au salon.

Il fut convenu que le soir même les d'Albert iraient prendre une tasse de thé chez leurs amis de Tailleboy; ils y rencontreraient le jeune lieutenant.

L'entrevue eut lieu en effet comme il avait été convenu.

Henri se montra gentilhomme accompli, très courtois, sans faiblesse près du vicomte; il fut respectueux vis-à-vis de Mme d'Albert et empressé près de Marie.

Les jeunes gens n'échangèrent que quelques mots sur la musique et les nouveaux morceaux ou opéras récemment parus.

Sans être absolument fixée sur le but de cette réunion, Blanche en avait assez dit à Marie pour que celle-ci pût facilement comprendre que le jeune officier qu'on lui présentait d'une façon toute spéciale, ce soir-là, était le futur mari dont son amie lui avait dit un mot.

Henri ne lui déplut pas, elle le connaissait déjà du reste, et elle avait toujours aimé à se dire, dans ses rêves de jeune fille, qu'elle serait la femme d'un militaire.

Lorsque les d'Albert rentrèrent chez eux, la vicomtesse s'en ouvrit à sa fille.

Toute émue, cette fois, toute rougissante, l'aimable enfant se cacha dans les bras de sa mère et répondit qu'elle ferait ce que l'on voudrait, mais que le jeune lieutenant ne lui déplaisait pas.

— Eh bien! mignonne, dit son père, il est tard, allons nous reposer, nous en reparlerons demain.

Quelques jours après, en effet, Mme d'Albert rendit une réponse définitive. Les amis d'Henri en furent ravis, c'était une acceptation.

— Nous partons demain pour Vannes, ajouta la vicomtesse, et l'idée de M. de Tailleboy est excellente : invitez M. de Blinois à prendre un congé d'un mois; lorsqu'il aura fait la connaissance de notre pittoresque Bretagne, j'ai l'intime conviction qu'il ne voudra plus la quitter.

Le lendemain, en effet, le vicomte, la vicomtesse et leur fille prenaient, à la gare Montparnasse, leurs billets pour le Morbihan.

Mme d'Albert et Marie semblaient toutes joyeuses; le vicomte, au contraire, avait l'air soucieux.

Lorsque la vapeur, les emportant rapidement, leur montra les hauts édifices de Paris perdus dans un brouillard lointain, Marie, passant la main par la portière, fit un signe d'adieu à la grande ville et dit gaiment :

— Au revoir Paris! Vive la province!

CHAPITRE VI

— Je vous apporte un paquet de cancans, dit à Mme Anselme le jeune Gontran, lorsque la personne qui se trouvait en visite chez celle-ci, en même temps que lui, eut pris congé de la maîtresse de la maison.

— Ah ! c'est fort aimable, et depuis quinze jours, il s'est passé des choses tellement extraordinaires que les langues ont dû certainement marcher. Je vous écoute... Mais avant, prenez donc une tasse de thé...

— Volontiers !...

— Qu'avez-vous fait aujourd'hui ?

— Je n'ai pas eu une minute à moi. Je suis allé faire acte de présence au Gresham, c'est là que je fais ma correspondance presque tous les matins... Après déjeuner, j'ai passé deux heures chez mon ami Octave Durand... Vous ne connaissez pas Octave Durand ?... Il faudra que je vous le présente, c'est un garçon très bécarre ; il fait des pochades adorables... Il a de l'avenir, son atelier ne désemplit pas... J'ai de lui un coin de l'ombrage des Adrets, du dernier réussi.

— Quel âge a-t-il ?

— Vingt-sept ans !

— Comment n'avez-vous jamais e' l'idée de l'amener à Crouy ?

Entraînez-le donc samedi, mais n'allez pas nous faire faux bond comme vous l'avez fait depuis quinze jours!... J'ai mon cotillon qui n'attend que l'occasion pour se donner.

— Je vous promets d'entraîner Durand!... En sortant de chez lui, je suis allé chez cette pauvre Mme Birais; vous savez que tout est mis en vente à son hôtel. Foule énorme, beaucoup de curieux, peu d'acheteurs; ça se vend bien, cependant. Je voulais un Messonnier que j'avais eu l'occasion de remarquer plusieurs fois, mais on l'a fait monter, monter! j'y ai renoncé.

— En somme, vous ne savez pas ce qu'elle est devenue?

— Les uns la disent en Espagne, les autres en Italie; dans tous les cas, elle laisse des dettes énormes...

— C'est la chute d'un météore!... C'était une jolie femme.

— On a dit que c'était de désespoir qu'elle avait quitté Paris. Ces américaines ont le cerveau très exalté, on raconte que lorsqu'elle a su que non seulement le divorce du vicomte était impossible, mais encore que sa réconciliation avec Mme d'Albert était chose faite, elle a perdu la tête et s'est enfuie loin d'ici.

— Peuh!

— Vous avez parfaitement raison, je la connaissais très particulièrement et ce prétendu mariage n'a jamais été pris au sérieux par elle. Quant au vicomte...

— Il est littéralement encapuciné, le pauvre homme, et je suppose qu'il doit un peu regretter nos parties fines et nos joyeuses soirées.

— Je suis fort aise de ce rapprochement, Marie d'Albert était une de mes amies de pension et je suis très heureuse de la voir sortie de la situation difficile dans laquelle je la savais.

— Elle se marie!

— Je l'ai ouï dire; avec M. de Blinois?

— Justement, très bon garçon, mais pas bécarre du tout, pas de son siècle! Sous la direction de Mme d'Albert, je ne désespère pas de le voir un jour troquer son épée contre un cierge!

— Que vous êtes méchant!

— Mais pas du tout! voyons, franchement, vous rappelez-vous cette sortie qu'il fit un soir à Crouy, il y a trois semaines, parce que Mme Birais le mettait en demeure de choisir entre la messe et elle? J'ai la prétention d'être aussi bon chrétien que lui, mais je trouve que l'exagération est ridicule. Je vais à la messe à Pâques, à Noël, je serais désolé de me marier civilement ou de me faire enterrer de même, mais franchement on ne peut pas exiger que des gens du monde deviennent des capucins... N'êtes-vous pas de mon avis?

— Absolument; aussi je laisse mon mari parfaitement libre de faire comme bon lui semble. Du reste, forcément, lorsqu'on est soumis aux obligations du monde, il est impossible de conserver les habitudes régulières de l'enfance...

— Ne faut-il pas profiter des meilleures années de la vie!...

— Avez-vous vu *Georgette?*

— Hier au soir.

— Est-ce un succès?

— Oui et non.

— Pourquoi?

— Sardou qui recherche les situations difficiles ne sait pas les délier naturellement... Vous savez que j'aime assez la nature... Eh bien! le dénouement de Sardou ne me paraît pas naturel.

— Mais s'il est moral?

— Et qu'importe? il ne suffit pas pour plaire de dire ce qui devrait être, il faut surtout dire ce qui es'...

— Je ne suis pas tout à fait de votre avis.

— C'est le courant du jour, on veut de la réalité; aujourd'hui, Gontran épouserait Paula.

— Je ne connais pas le sujet de la pièce, on le dit un peu sca-
breux.

— Voulez-vous que je vous le raconte ?

— Très volontiers !

— Mme la baronne de Clifort ! annonça le valet de chambre en
ouvrant la porte du salon.

Gontran, l'esprit fort, le naturaliste, l'homme aimant les situations
difficiles, prit congé de la maîtresse de la maison et se rendit à son
cercle.

Ce jour-là, toutes les visites que reçut Mme Anselme eurent pour
thème de conversation le départ de Mme Birais. On ne revenait pas
de cette disparition subite, et les suppositions les plus extraordinaires
furent faites à ce propos.

Gontran de Moutiers rencontra sur le boulevard Henri de Blinois
au moment où il arrivait à son cercle.

— Comment allez-vous ? lui dit-il en lui tapant familièrement sur
l'épaule.

— Mais comme quelqu'un qui va quitter Paris.

— Vous êtes nommé capitaine ?

— Non, je permute avec un camarade, actuellement en garnison à
Vannes.

— A Vannes ! Oh ! mon pauvre bon, je ne vous fais pas mes compliments, c'est bien le plus affreux trou qu'il soit possible d'ima-
giner.

— J'y suis attiré par la plus agréable perspective et je ne regrette
en aucune façon le boulevard.

— Tous les goûts sont dans la nature ; s'il me fallait aller vivre en
province, je serais l'être le plus malheureux de la création.

— Qui sait ? Cela vous arrivera peut-être plus tôt que vous ne
pensez.

— A Dieu ne plaise ! Et peut-on savoir le motif de votre départ ?

— J'allais vous le dire. J'épouse dans quelques semaines Mlle Marie d'Albert.

— Mes compliments, mon cher, c'est une fort jolie personne. Je savais la nouvelle, mais je suis discret ! Et à quand la noce ?

— Très prochainement, je pars ce soir.

— Comment ? Vous ne prenez même pas le temps d'enterrer votre vie de garçon ?

— Non.

— C'est une véritable fuite !

— C'est le départ d'un homme très pressé d'aller retrouver sa future.

— Mais vous ne dites pas un éternel adieu à Paris ?

— Je vous avoue que je n'en sais absolument rien.

— Montez-vous un instant ? ajouta Gontran en s'arrêtant devant son cercle.

— Je pars à sept heures, mon cher ami, et il en est cinq.

— Et vous vous en alliez sans me dire adieu ?

— Je sors de chez Mme de Moutiers !

— Je vous adresse mes très humbles excuses... Donnez-nous de vos nouvelles !

— Adieu !

Henri continua rapidement sa route; il avait encore un certain nombre de courses à faire, et, comme il l'avait dit, il partait le soir même.

Il passa chez le bijoutier pour y prendre le souvenir qu'il apportai à Mlle d'Albert, et se fit conduire au chemin de fer. Il y arrivait à l'heure juste, il n'eut que le temps de prendre son billet et de sauter dans un compartiment de première classe. Le train partit quelques minutes plus tard.

Il faut une nuit tout entière pour aller de Paris en Bretagne;

10.

aussi, lorsque le train s'arrêta à la gare de Vannes, il était sept heures du matin.

Au mois de décembre, il ne fait plus nuit à pareille heure, mais il ne fait pas encore jour. Dans tous les cas, il faisait, ce matin-là, un froid de loup.

C'était jour de marché; il était monté dans le train pas mal de monde à Malansac et à Elven, de sorte que l'avenue de la gare avait, malgré l'heure matinale, un aspect très animé.

Les paysans bretons, enveloppés dans des cache-nez de laine, les mains cachées sous leur petite veste de drap, tapaient du pied, sur la terre dure, en montant en ville; les chevaux des omnibus, aiguillonnés par le froid, trottaient d'une façon tout exceptionnelle, ce qui n'entrait pas dans leurs paisibles habitudes, et de leurs naseaux sortaient des jets de buée toute bleuâtre, qui laissaient sur les poils et sur le mors des gouttelettes d'eau immédiatement cristallisées.

Henri s'était jeté, à moitié endormi, dans le premier omnibus venu, il se trouva que c'était celui de l'hôtel du *Dauphin*.

Lorsque la voiture s'arrêta sur une place plantée d'arbres et plus longue que large, le cocher vint lui dire qu'il était arrivé.

Le lieutenant passa de l'omnibus dans le salon de l'hôtel et demanda une chambre et un bon feu.

On s'empressa de lui donner l'une et l'autre.

— Que faire à Vannes, à sept heures du matin, par six degrés de froid?

Telle fut la question que se posa le voyageur; il ne voulait aller aux Quatre-Vents qu'après son déjeuner, il avait donc toute une matinée devant lui.

— Et mon permutant! se dit-il en se frappant le front; je vais aller le voir et le prier de me renseigner sur le régiment.

Il se rendit à la caserne et trouva, non sans quelques difficultés, le jeune officier qu'il allait remplacer.

— J'espère que la vue de Vannes ne va pas vous faire changer d'idée? lui dit celui-ci.

— Soyez sans inquiétude; certes, la ville n'est pas brillante, mais ce n'est pas pour elle que j'y viens.

— Voulez-vous m'accompagner chez moi?

— Très volontiers.

Les deux jeunes gens quittèrent la caserne, traversèrent ce que l'on est convenu d'appeler les beaux quartiers de Vannes, et s'engagèrent dans de petites rues étroites et tortueuses.

— Ah! mon Dieu! Qu'est-ce donc que ces deux bonshommes qui sortent du mur? s'écria de Blinois en s'arrêtant stupéfait devant deux statues, de bois ou de pierre, de grandeur naturelle, dont le buste, sortant du mur d'une maison, se penchait sur la rue.

— M. et Mme Vannes que j'ai l'honneur de vous présenter.

— Très original!

— C'est fort ancien, cela date certainement de plusieurs siècles; j'ai l'avantage de loger en face.

L'appartement du lieutenant était modeste, comme le sont toutes les chambres garnies du fond de la province : un lit bien blanc, quelques chaises, deux fauteuils Voltaire, un secrétaire et une table ronde.

Sur la cheminée, une pendule, qui ne marchait pas, avait pour sujet un François Ier de simili-bronze, assis sur un rocher; elle était flanquée de deux chandeliers en verroterie, et, à chaque bout, sous des globes de verre, des vases de forme allongée, portant en lettres dorées les noms de Jésus et de Marie, étaient garnis de fleurs artificielles, jadis fraiches. Les rideaux étaient, l'un blanc, l'autre rouge, ceux du lit étaient tout blancs.

— Vous voyez que ce n'est pas brillant, et c'est cependant ce qu'il y a de moins mal en ville; si le cœur vous en dit, je vous céderai la place dans deux jours : j'attends une permission d'un mois et je vous prie de croire que lorsque je la tiendrai, je ne ferai pas longtemps acte de présence à Vannes.

— Mais je ne demande pas mieux, répondit Henri ; seulement, je ne prendrai la suite de votre location que très provisoirement. Comme je viens ici, vous le savez, pour me marier, je ne resterai là, en garçon, que pendant un mois ou six semaines.

— Tant qu'il vous plaira.

— Et vous payez cela ?

— Oh ! pas cher, vingt francs !

— Vous ne vous logerez pas à ce prix dans Paris.

— Je m'en doute.

— J'avais une chambre, fort modeste aussi, avenue de la Mothe-Piquet, je la payais cinquante francs.

— Mais vous étiez à Paris !

— C'est juste !

— Voilà deux ans déjà que je cherchais un permutant ; la perspective de Vannes effrayait tout le monde, et je commençais à désespérer lorsque vous m'avez écrit.

— J'ai vu votre nom dans le journal, au milieu de plusieurs autres, et c'est le hasard seul qui a fait le reste.

— J'en remercie le hasard.

Les deux jeunes officiers bavardèrent ainsi jusqu'à l'heure du déjeuner ; le Vannetais voulait absolument entraîner le Parisien à la pension, mais ce dernier résista ; il voyait approcher le moment où il pourrait prendre la route des Quatre-Vents, et il se fût fait un scrupule de perdre une minute à Vannes.

Ils se séparèrent donc, enchantés l'un et l'autre : Henri, ravi de penser que c'était dans cette vieille ville de Vannes que le bonheur l'attendait, son camarade, non moins heureux de se dire que dans quelques jours il foulerait le bitume des boulevards.

Quel était le plus sage ? Certainement celui qui ne cherchait le calme et la paix que dans la vie de famille, loin du désordre et du bruit de la grande ville.

L'autre était atteint de la maladie du boulevard, un microbe très dangereux aussi, celui-là, et qui s'attache avec une ténacité extrême dans le cœur de celui qu'il atteint. Et cette maladie du boulevard n'est pas la moindre cause du dépeuplement de nos campagnes et de la tristesse de nos villes de province.

Tout le monde veut aller à Paris.

Voyez cet étudiant, il lui faut Paris.

Cet ouvrier, il veut Paris.

Cet artiste, il rêve de Paris.

Ce fonctionnaire, il ne quitte pas Paris.

Cette femme mondaine, elle fait des scènes pour passer l'hiver à Paris.

Paris, c'est l'aimant qui attire, c'est le soleil qui brille, qui réchauffe, qui éblouit, mais c'est aussi le feu qui consume, et combien de jeunes papillons fascinés y sont venus brûler leurs ailes.

Que de désillusionnés dans les grandes rues du gouffre ! Que de déclassés dans les mansardes de ce pandémonium !

Tel qui eut tenu honorablement sa place en province, est une inutilité misérable dans la capitale.

Tel qui eut vécu fort convenablement à la campagne, vient mourir de faim dans Paris.

Et ces porte-haillons, ces crève-faim, vont grossir l'armée des révoltés jaloux, qui, en enviant les situations et la fortune d'autrui, oublient que s'ils n'eussent pas voulu sortir de la sphère dans laquelle Dieu les avait placés, ils ne seraient pas en guerre avec la société.

Quand comprendrons-nous que le bonheur ne se trouve pas là, où les distractions abondent, où les salaires sont élevés, où les portes du temple de la gloire s'ouvrent aux génies, où les relations mondaines paraissent les plus brillantes ?

Jamais, peut-être ; car l'esprit humain sera toujours, malheureusement, trop enclin à courir à sa perte !

Mais la plaie sociale serait moins douloureuse, les microbes sociaux moins difficiles à exterminer, si nous réfléchissions bien, que les plaisirs ne font pas le bonheur, qu'ils mènent, lorsqu'on ne sait pas les prendre avec modération, à la ruine et à la dégradation morale ; que si l'on gagne beaucoup dans la grande ville, on y dépense dans les mêmes proportions ; que souvent même, pour ne pas dire toujours, les charges y sont plus lourdes que les gains n'y sont fructueux.

Le mal serait moins grand, si les esprits féconds n'allaient pas s'aigrir en frappant inutilement aux portes qui restent obstinément fermées devant eux ; s'ils se doutaient que, pour arriver à la fortune, il faut passer par bien des tristesses ; si les mondains savaient enfin toutes les désillusions qui les attendent, dans le milieu frivole auquel ils tendent à se mêler.

Ces réflexions se présentaient à l'esprit d'Henri de Blinois, tandis qu'il s'en allait à pied de Vannes aux Quatre-Vents.

On lui avait dit à l'hôtel que la distance à parcourir n'était pas longue, et il s'était mis en route, demandant son chemin aux gens qu'il rencontrait.

Le soleil avait enfin percé, non sans peine cependant, les brumes glacées du matin, et ses pâles rayons jetaient des teintes indécises sur la nature morte ; la terre était gelée, il faisait bon à marcher, et la bise qui venait de la mer, toute fraîche qu'elle fût, apportait des effluves salées qu'on respirait avec satisfaction.

Henri avait suivi le port. Lorsqu'il fut aux salines, il demanda son chemin.

— Vous ne prenez pas la bonne route, lui répondit le bas-breton auquel il s'adressait. On peut bien y aller par là, mais à Conlo, je ne sais pas si vous pourrez passer; allez donc par le Vincin : par là, vous êtes sûr d'arriver.

Le jeune homme prit la route qu'on lui indiquait, aperçut, en passant, le grand et le petit Conlo qui ne ressemblaient plus à ce qu'ils étaient autrefois, et que le bon M. de Pontbrun eut à peine reconnus; puis il traversa les bois du Vincin, continua tout droit jusqu'à Bourgerel, et là, questionna encore.

— C'est par la route à gauche qu'il faut passer, les Quatre-Vents sont là-bas, entre Penbock et Roguédas, sur le sommet de la falaise.

En effet, après quelques minutes de marche, Henri de Blinois aperçut, perché sur un tertre dénudé, l'habitation des d'Albert.

Le cœur lui battait bien fort !

Il allongea le pas.

La maison faisait face à la mer. Lorsqu'il tourna le mur du jardin, il rencontra Mathurine.

— M. et Mme d'Albert sont-ils chez eux ? lui demanda-t-il.

— Madame y est, répondit la vieille bonne, mais Mademoiselle et Monsieur ont profité du beau temps pour aller faire un tour dans le Morbihan.

— Comment, ils ne sont pas ici? reprit Henri, très désappointé.

— Oh ! ils ne tarderont pas à rentrer, il ne fait pas chaud sur l'eau, et dès que le soleil descendra, ils reviendront.

— Vous en êtes sûre, au moins !

— Bien entendu. Du reste, ils ne sont pas bien loin ; tenez, voyez-vous, là-bas, l'île d'Arz?

Henri jeta les yeux sur le Morbihan, le spectacle était réellement grandiose.

Dans les eaux bleues du golfe, les îles nombreuses émergeaient comme autant de bouquets de verdure, les goëlands et les mouettes décrivaient au-dessus des flots d'immenses arabesques, des barques se croisaient en tous sens, et tout au fond, à l'horizon, on apercevait Port-Navalo et les vagues écumeuses de l'Océan.

— Il y a tant d'îles, répondit le lieutenant, que je ne sais vraiment pas quelle est celle que vous appelez l'île d'Arz.

— C'est la première, cette grande terre toute verte ; l'autre, à côté, c'est l'île aux Moines. Eh bien ! entre les deux, voyez-vous cette voile blanche ? La plus blanche de toutes...

— Oui, parfaitement !

— C'est la chaloupe que Monsieur a achetée avant-hier, ils ont voulu voir si elle filait bien sous le vent et ils ont profité de la première belle journée.

— Voulez-vous dire à Mme d'Albert que M. de Blinois la prie de vouloir bien le recevoir.

— Ah ! c'est vous qui êtes M. Henri ? Entrez donc, monsieur, entrez donc ; Madame sera pour sûr bien contente de vous voir ; mais cette pauvre Mademoiselle, ça va joliment la contrarier !... Alors, vous ne faites que d'arriver, ils vous attendaient bien un de ces jours, mais ils pensaient que ce serait pour la semaine prochaine... Vous aurez pu partir plus tôt, sans doute...

Tout en bavardant, Mathurine était revenue sur ses pas, et avait introduit Henri dans le petit salon du rez-de-chaussée, où brûlait un bon feu.

— Je vais prévenir Madame, dit-elle.

Quelques minutes plus tard, Mme d'Albert rejoignait son futur gendre.

— Comment, vous avez déjà quitté Paris ? lui dit-elle. Je ne m'attendais pas à une arrivée aussi rapide ; remarquez bien que je ne m'en plains pas, la surprise est on ne peut plus agréable !

— Vous êtes mille fois trop bonne, madame, de le penser, et de vouloir bien me le dire !...

— Mon mari et ma fille sont en mer. Mais ils rentreront bientôt... je pense...

— Je viens de l'apprendre.

— Et comment avez-vous fait pour nous rejoindre aussi vite ?

— Je n'ai qu'une permission de huit jours, mon congé me sera adressé à Vannes ; dès que j'ai su que ma permutation était chose certaine, je n'ai pas voulu...

— C'est fait ?

— Oui, madame.

— Vous avez vu Vannes ?

— Toute la matinée.

— Et vous n'avez pas été trop effrayé ?

— Comme je le disais ce matin à M. d'Aubrais, avec lequel je permute, ce n'est pas Vannes qui m'attire.

— Et vous ne me parlez pas de nos bons amis de Tailleboy.

— Je les ai vus hier au soir, avant mon départ ; ils m'ont chargé d'être leur interprète près de vous. M. d'Albert et Mlle Marie vont bien ?

— Admirablement ! Cet air vif fait le plus grand bien à l'un et à l'autre... Voulez-vous que nous profitions de ce beau soleil ? Nous descendrons jusqu'à la chaussée de Penbock, peut-être nous verront-ils et reviendront-ils aussitôt.

Henri s'empressa d'accepter.

Mme d'Albert s'enveloppa soigneusement dans un chaud lainage et ils se mirent en route.

Avant de quitter la falaise, Henri agita son mouchoir comme pour faire signe à M. et Mlle d'Albert qu'ils étaient impatiemment attendus.

Leurs efforts, pour se faire remarquer, ne restèrent pas stériles. Bientôt, un mouchoir se montra aussi dans la barque, et presque aussitôt, changeant brusquement de direction, la chaloupe mit le cap sur Roguédas.

— Ils reviennent, dit Henri, tout joyeux du succès de ses signes télégraphiques.

— En effet, dit Mme d'Albert, mais ils aborderont à Roguédas et non pas à Penbock, allons de ce côté.

Les promeneurs revinrent sur leurs pas et descendirent sur la plage ; la chaloupe aborda bientôt, et ils rentrèrent ensemble aux Quatre-Vents, après un échange de compliments gracieux et de chaudes poignées de mains.

Il y avait déjà quelques jours qu'Henri de Blinois allait passer toutes ses après-midi chez les d'Albert, lorsqu'un matin, le facteur remit à Mathurine une lettre à l'adresse de Mme d'Albert, portant le timbre de Paris.

Au moment où la bonne déposait le courrier dans la cuisine, le vicomte se disposait à sortir pour aller voir si le grand vent de la nuit et la grosse mer n'avaient pas trop secoué sa barque, attachée le long des rochers de la pointe de Roguédas.

— Il y a quelque chose au courrier ? dit-il au facteur qui sortait de la maison.

— Une lettre et le journal, monsieur, j'ai donné le tout à la bonne.

Le vicomte rentra, et, s'adressant à Mathurine :

— Où avez-vous mis la lettre que vient de vous donner le facteur ? lui dit-il.

— La voici, monsieur !

Le vicomte prit le pli, en regarda l'adresse et devint affreusement pâle.

Il portait ces simples mots :

Mme la vicomtesse d'Albert, à Vannes (Morbihan).

Mais ils étaient d'une écriture serrée, pointue, que Georges connaissait depuis longtemps.

Il ne fit pas une réflexion, mit la lettre dans sa poche et s'éloigna.

Lorsqu'il fut dehors, et qu'il eut quitté la falaise, il se retourna pour s'assurer qu'il ne pouvait pas être vu, et, tremblant, presque sans souffle, il essaya de décacheter.

Sa main n'était pas sûre, il n'y parvenait pas ; il déchira brusquement l'enveloppe et lut :

« MADAME,

« Vous avez cru qu'en revenant à vous, M. le vicomte d'Albert vous apportait le bonheur, la paix et la fortune ; vous vous êtes étrangement trompée. On dit à Paris, depuis son départ et le vôtre, qu'il n'amène près de vous que le déshonneur !

« L'argent qu'il vous donne, il l'a volé au jeu ! »

Le vicomte s'arrêta... Une sueur froide l'inonda des pieds à la tête, et il crut qu'il allait tomber.

— Misérable ! dit-il entre ses dents serrées, misérable femme !

Cependant, il voulut voir la suite, il continua :

« Demandez-lui, ce soir, s'il se souvient de certaine partie qu'il fit en un tripot de la rue de Trévise, il y a quelque quinze ans.

« Demandez-lui s'il connaît Jérôme Willvorth esquire, et vous verrez ce qu'il vous répondra.

« M. de Blinois vient d'être informé de cette particularité qui lui montrera son beau-père sous un nouveau jour, et il n'est pas douteux qu'il aille chercher une femme ailleurs que dans la maison d'un voleur.

« UNE DE VOS AMIES. »

CHAPITRE VII

Georges froissa, entre ses doigts crispés, le papier qu'il tenait à la main, puis il se pencha vers la plage et regarda s'il n'y avait pas sur le sable quelque roc contre lequel, en se précipitant, il pût venir se briser la tête.

Cependant, il chassa cette idée honteuse, et se mit à parcourir la grève comme un fou.

Après quelques heures de paix et de calme, le trouble et le déshonneur allaient donc de nouveau l'accabler !

La première pensée qui lui vint à l'esprit fut que, la lettre révélatrice étant tombée dans ses mains, sa femme et sa fille *ignoraient tout*.

Et immédiatement la réflexion lui enleva ce dernier espoir ; Henri de Blinois n'était-il pas prévenu ? Ne viendrait-il pas demander une explication ?

Il n'y avait pas de doute à avoir, la journée qui commençait allait être une journée terrible, dont il était impossible de prévoir le dénouement.

Que faire ?

Tel était le formidable point d'interrogation qui se dressait devant le vicomte.

Il avait songé à en finir avec la vie, mais il avait repoussé avec horreur cette tentation.

Fuir, lui paraissait être le meilleur moyen d'éviter une catastrophe, mais s'il y échappait, lui, il n'en garantissait pas les autres, et la pensée de sa femme et de sa fille l'arrêta.

Tout avouer à la vicomtesse était ce qu'il y avait de plus simple et de plus honnête.

Il n'osait pas !

La honte le retenait, lui fermait les lèvres.

La matinée, cependant, s'avançait, et l'heure du déjeuner approchant, il fallait rentrer aux Quatre-Vents.

Il y revint à pas lents. Sa tête était bouleversée et sa figure portait, sans doute, les traces de la tempête qui troublait son âme, car Mathurine, en le voyant paraître, ne put retenir cette exclamation :

— Jésus! Maria! Monsieur est malade!

En franchissant le seuil de la maison, Georges eut un nouveau désespoir; la joie et le bonheur qui résidaient là, au milieu d'eux, il allait les chasser; sa fille, qui rêvait sans doute, dans sa chambre, au jour prochain de son mariage, il allait brutalement la réveiller en lui apprenant que tout était rompu. Sa femme, la chère créature, qui déjà avait tant souffert, aurait encore le cœur déchiré, et tous ces effondrements de bonheur et d'avenir perdus se produiraient dans quelques secondes, dès qu'il aurait parlé !

Le calme profond de la maison fuirait et tout croulerait sur sa tête !

Ces pensées le torturaient, mais il avait pris une décision énergique; il ne voulait pas qu'en arrivant à une heure, le lieutenant eut à donner des explications de sa retraite.

La rupture du mariage ne faisait pas l'ombre d'un doute, et il importait que la vicomtesse n'en apprît pas la cause par M. de Blinois.

Il monta directement à la chambre de sa femme.

En passant devant la porte du cabinet dans lequel Marie avait installé sa chambrette, il s'arrêta.

La pauvre enfant chantait !

Les larmes lui gonflèrent le cœur et lui montèrent aux yeux; il pressa son front dans ses mains, comme s'il eût craint de le voir éclater, et entra chez Mme d'Albert.

— Oh ! Georges, qu'avez-vous ? s'écria la vicomtesse dès qu'elle eut jeté les yeux sur lui.

Georges ne lui répondit pas, il poussa la targette qui se trouvait à la porte et marcha droit à elle.

Sa figure était terreuse, ses yeux injectés de sang, ses mains brûlantes, sa gorge sèche.

La vicomtesse, de plus en plus effrayée, s'appuya contre un meuble.

Il ouvrit les bras, la serra convulsivement contre sa poitrine, et tandis que la pauvre femme, devinant un malheur, attendait anxieuse, il lui dit tout bas :

— Louise ! C'est un coup terrible que je vais te porter ; sois forte, ma pauvre femme ! Oh ! je souffre bien ! j'ai bien du chagrin, mais la pensée que je vais t'en faire me tue !

— Que se passe-t-il ? demanda Louise. Parle, parle vite, je préfère la vérité à cette incertitude mortelle.

— Lis ! s'écria le vicomte, qui n'avait plus le courage d'avouer et de s'accuser lui-même.

Mme d'Albert prit le papier froissé que lui tendait son mari.

Jusque-là, elle avait conservé son calme et n'avait pas versé une larme ; mais à mesure qu'elle lisait, ses traits se contractaient, et des pleurs s'échappaient de ses yeux. Lorsqu'elle eut achevé, elle jeta dans la cheminée cette lettre accusatrice, et tandis que la flamme la consumait, la courageuse épouse ne fit pas une question, pas un reproche, elle se contenta de dire :

— Il faut rendre cet argent !

Georges pleurait et n'osait relever la tête.

— Il faut rendre cet argent ! reprit-elle plus fortement. A quelle somme s'élève votre dette ?

Georges hésita, puis il répondit si bas, que sa femme put à peine l'entendre :

— Trois cent mille francs !

Elle put à peine étouffer un cri de surprise et de douleur.

— Trois cent mille francs ! Mais nous ne les avons pas, malheureux !

— Je vous ai remis des titres d'une valeur à peu près égale, répondit le vicomte au milieu de ses larmes.

— Je faisais hier le calcul de ces titres, me préoccupant de la dot de Marie, et je ne trouvais que deux cent cinquante ou soixante mille francs.

— C'est bien cela !

— Et vous dites trois cent mille !

— J'ai encore dans mon portefeuille une valeur d'une vingtaine de mille francs !

— Cela ne ferait jamais que deux cent quatre-vingts.

Georges ouvrit la bouche et s'arrêta brusquement.

— Vous alliez dire quelque chose; parlez, et surtout parlez franchement : il faut, il est indispensable que je sache toute la vérité.

— Mais elle va vous tuer !

La malheureuse leva vers le ciel un regard dans lequel son mari, s'il l'eût observée, eût pu lire toutes les résignations, ses lèvres remuèrent comme si elle adressait à Dieu une suprême prière, et elle reprit :

— Dites vite, je m'attends à tout !

— Ma pauvre Louise ! Il faut que je vous explique ce qui me rendit coupable, ce qui me poussa vers l'abîme.

Lorsque je vins me jeter à vos pieds, il y a quinze jours, je voulais tout avouer, mais vous ne voulûtes pas me laisser parler du passé, et je n'osai pas insister, c'était trop dur !

Vous souvient-il du jour où, quittant Paris, vous vîntes rejoindre ici votre père ?

J'avais la mauvaise foi de parler de malheureuses spéculations : c'était le jeu qui m'avait ruiné !

M. de Pontbrun, dès votre arrivée chez lui, partit pour Paris, où il me rencontra.

Il venait me réclamer votre dot.

Elle avait été engloutie avec le reste, vous le saviez, je vous l'avais dit; mais votre père me faisait peur, je le reçus avec hauteur et lui promis de remettre le lendemain les trente mille francs qu'il vous avait donnés en mariage.

Je ne les avais pas ! Je n'avais rien, il me restait à peine quelques louis ; j'étais si pauvre que je m'étais préoccupé de trouver un travail quelconque, me permettant au moins de manger, et cependant il fallait absolument que je pusse remettre cet argent comme je l'avais promis.

Je me rendis au cercle où j'avais la malheureuse habitude de jouer, et là... dispensez-moi de vous donner de plus longs détails, je... jouai... je... pour rendre le lendemain les trente mille francs qu'il me réclamait !

— Mais ce que dit cette lettre...?

— C'est la vérité ! répondit le vicomte en cachant sa tête dans ses mains.

— Alors, les trente mille francs, grâce auxquels j'ai pu habiter Paris, y élever ma fille, étaient de l'argent... Le coup est rude, j'avoue que je ne le soupçonnais pas ! Oh ! Oh !...

La vicomtesse se renversa sur son fauteuil et éclata en sanglots.

Un bruit sec résonna contre la porte.

— Maman ! maman ! ouvre-moi ! qu'as-tu ?

— C'est Marie ! dit la mère en se redressant.

— Ouvrez ! répondit le vicomte.

— Non !

— Je le veux !

— Je vous en prie !

— Si ! ouvrez ! Louise, il le faut, à quoi bon prolonger son illusion ?

La vicomtesse se dirigea vers la porte et l'ouvrit; la jeune fille parut; son front était plissé.

Elle regarda sa mère, d'abord, puis ses yeux se portèrent vers son père, et se jetant au cou de Mme d'Albert :

— Tu pleures, mère ! Dis-moi ton chagrin, qu'as-tu ?

— Rien... rien... répondit la mère en tâchant de sécher ses larmes... Rien, mon enfant... C'est pour toi que j'ai le cœur brisé...

— Pour moi ?... M. de Blinois aurait-il ?... Oh ! je devine !... Il ne donne pas suite à son projet !... Oh ! mère ! c'est bien mal ! bien mal ! je n'aurais jamais cru...

— Non, Louise ! il ne faut pas tromper cette enfant, s'écria soudain M. d'Albert, il ne faut pas lui laisser accuser un honnête homme ! Marie ! ma pauvre Marie ! ton bonheur, c'est moi qui l'ai brisé ! La cause des chagrins de ta mère, la cause de notre malheur est toujours la même ! C'est moi ! moi seul !

Je vous ai l'une et l'autre abreuvées d'amertume ; vous croyiez que vous aviez vidé le calice, et la lie restait encore !

Louise, pardon ! pardon ! Aujourd'hui, tu sais tout !

Marie, mon enfant ! j'ai brisé ton avenir, j'ai oublié mes plus sacrés devoirs; pardonne à ton père, ton père se met à genoux pour te demander pardon !

Et le malheureux tomba sur le parquet, avant que sa femme et sa fille eussent pu l'arrêter; il resta là, courbé sous sa douleur, et les cheveux gris du père reçurent comme un gage de tendresse et de pardon les pleurs qui tombaient des yeux de l'épouse et de la fille.

— Père! je t'en conjure, relève-toi, s'écria Marie, relève-toi, ai-je à te pardonner? N'es-tu pas libre de disposer de moi, de ma vie, de tout moi-même?

— Louise! expliquez-lui...

— J'ai compris, mon père!... Ce sont de nouvelles pertes d'argent, nous avons supporté les premières, nous ne nous laisserons pas abattre par les dernières...

— Marie, ton mariage est manqué!

— Peut-être!

— Comment, peut-être? Mais pouvons-nous attendre que M. de Blinois se prononce; n'est-ce pas à nous d'aller au-devant de sa détermination? Ma fille, c'est à nous de refuser une situation à laquelle nous n'avons plus le droit de prétendre! Tu le comprends, mon enfant?

— Oui! ma mère!... répondit en s'affaissant sur une chaise la pauvre fiancée.

Elle se laissa un instant aller à son chagrin; puis, se levant subitement, elle dit avec une incroyable énergie:

— Mon sacrifice est fait! Père, ne pleure plus; mère, console-toi; j'ai eu le cœur broyé, mais je suis forte : que la volonté de Dieu se fasse! M. de Blinois va venir, c'est moi qui lui rendrai sa parole. Et puisque le bon Dieu ne veut pas que nous soyons riches, c'est qu'il le juge bon. Je travaillerai, et je veillerai sur vos vieux jours!

La vicomtesse serra la noble fille sur son cœur, elle la tint longtemps embrassée.

— Pleure encore, Marie! lui dit-elle, pleure! ton calme me fait mal, et cela te soulagera.

Et l'une et l'autre mêlèrent de nouvelles larmes.

Pendant ce temps, le vicomte n'avait pas quitté sa place, il les regarda tristement et dit à mi-voix :

— Seul ! tout seul ! je resterai seul avec mon chagrin ! avec mes remords !

— Non, père !

— Non, Georges ! reprirent ensemble les deux femmes en se serrant contre le vicomte, Dieu nous a réunis, nous souffrirons ensemble, et notre affection nous fera oublier nos peines et nos soucis.

— Merci ! oh merci ! vous êtes des anges l'une et l'autre et Dieu vous bénira !

— On vient ! dit la vicomtesse en se cachant le visage.

— C'est Mathurine, reprit Marie, j'y vais !

— Eh bien ! et le déjeuner ! dit en grommelant la vieille bonne, mes côtelettes sont servies depuis plus d'un quart d'heure, tout sera froid !

— C'est bien, Mathurine, nous descendons.

— Vous avez pleuré, vous ! Qu'est-ce qu'il y a encore ?

— Rien, rien, je vous assure !

— Hum ! hum ! je parie que c'est le mariage qui ne va pas comme il faut !... Monsieur avait une figure quand il est rentré !... N'est-ce pas, c'est cela ?

— Oui ! eh bien, oui ! Mais n'ayez pas l'air de voir que tout le monde a pleuré.

— Oh ! je ne suis pas une bête ; je vous fais mes petites remarques à vous, mais quand il le faut, je suis comme ça...

Et elle tapa du doigt sur une des grandes pierres de l'escalier. Vous descendez, eh ?

— Immédiatement.

Marie retourna vers sa mère et la vieille bonne regagna sa cuisine en marmottant :

— Ah! il ne veut plus de la petite, ce godelureau; eh bien! il n'a qu'à venir, je me charge de le recevoir!

Le déjeuner fut court et silencieux, chacun était plongé dans ses tristes réflexions. Mathurine ne prononça pas une syllabe.

Cependant, lorsqu'en se levant de table, Mme d'Albert lui dit de la prévenir dès que M. de Blinois viendrait, elle lui répondit :

— Alors, vous le recevrez tout de même ?

Dans une autre circonstance la vicomtesse eût ri et demandé des explications, mais elle se borna à répondre :

— Oui !

Le déjeuner avait été retardé; M. et Mme d'Albert venaient à peine de remonter dans leur chambre qu'Henri de Blinois arriva.

Il était triste et ne répondit pas à Mathurine, qui lui demanda très sèchement d'entrer dans la salle à manger, au lieu d'aller au salon où il n'y avait pas de feu.

Le lieutenant s'adossa à la grande cheminée. Mme et Mlle d'Albert ne se firent pas attendre; il avait été convenu que le vicomte ne paraîtrait pas.

Henri tendit, comme toujours, la main à la vicomtesse et à sa future. Mme d'Albert la prit, mais Marie fit semblant de ne pas avoir vu le geste.

Le pauvre garçon en fut tout peiné.

— Mon cher monsieur Henri, dit-elle, s'empressant de prendre la parole avant que sa mère eût pu le faire, vous arrivez ce matin dans une maison désolée.

— Je m'en doutais mademoiselle, on n'a pas négligé de m'informer du coup qui vous frappe.

— Vous le saviez! et vous êtes venu quand même? C'est bien! vous êtes un véritable ami! Mais puisque vous savez la vérité, je tiens à vous dire moi-même qu'il nous faut renoncer aux projets que nous avions formés... Je vous rends votre parole...

— Comment !... Mais il me semble que je suis seul juge !. . Je ne veux pas la reprendre...

— Si ! Si ! répondit la pauvre enfant, en allant cacher son émotion dans les bras de sa mère ; il le faut, il le faut absolument.

— Mademoiselle, votre tristesse, vos larmes me prouvent que vous n'obéissez qu'à un sentiment de délicatesse exagéré... Il est certaines questions qui ne peuvent être traitées devant vous, les questions d'intérêt sont de celles-là. Voulez-vous me permettre de rester seul avec Mme votre mère ?

— Adieu ! dit Marie en s'éloignant, adieu !

— Non, au revoir !

Lorsqu'elle eut quitté l'appartement, Henri se retourna vers la vicomtesse.

— Je connais toute la vérité, madame ; j'ai reçu ce matin une lettre probablement identique à celle qui vous a été adressée. C'est une infamie !

— Hélas ! non monsieur, c'est l'exacte vérité !

Henri resta quelques secondes sans parole ; puis il reprit :

— Je vais aborder un sujet bien délicat ; mais il le faut, c'est indispensable, puisque l'avenir en dépend... C'est une nouvelle... à laquelle vous ne vous attendiez pas ?

— Oh non ! je croyais le bonheur à tout jamais revenu, et il n'a duré que quelques jours.

— Je n'ai pas besoin de vous demander ce que vous avez décidé : je le devine, et je vous connais trop, madame, pour douter un instant du résultat de vos explications avec M. d'Albert.

— Nous allons rembourser.

— Voulez-vous que je m'en charge ?

— Pourquoi ?

— Parce qu'il me sera beaucoup plus facile qu'à vous, ou à M. d'Albert, de m'acquitter de cette mission.

— Je ne sais, vous êtes trop bon... Je ne m'attendais pas à cette proposition.

— Permettez-moi de vous exposer le plan que j'avais formé. Je comptais venir me mettre à votre disposition, comme je le fais en ce moment; prendre vos ordres et partir immédiatement pour Paris, y régler cette affaire et revenir vite pour faire célébrer notre mariage.

— Mais votre mariage ne peut avoir lieu! Il faut renoncer à ce projet, l'entretenir serait se créer un nouveau chagrin.

— Mais, madame, pour quel motif voulez-vous que je renonce à la réalisation de mon bonheur?

— Marie n'a plus de dot! Nous sommes ruinés, absolument ruinés! dans la misère presque!

— Raison de plus pour que je persiste. Lorsque je songeai pour la première fois à Mlle Marie, M. de Tailleboy me dit qu'elle était sans fortune; vous habitiez alors toutes les deux, seules, rue d'Assas. Vous êtes redevenues riches pendant quinze jours, et voilà que la fortune vous quitte encore; elle ne peut avoir aucune influence sur ma détermination.

— Vous êtes un excellent cœur, mais le genre de faute que nous déplorons ne vous permet pas à vous, officier...

— Mais, madame, mademoiselle Marie ne saurait être responsable... J'insiste, et très vivement, pour que vous repreniez la parole que vous vouliez me rendre... C'est entendu?... Merci!

— Non, mon cher enfant, je ne puis en conscience revenir sur ce que nous avons décidé... Ecoutez-moi. Partez ce soir pour Paris, allez trouver votre colonel : c'est un homme d'honneur, capable de garder un secret, confiez-lui toute cette affaire, c'est lui qui décidera...

— Vous avez raison! Et voulez-vous que je me charge?...

— Des valeurs? Très volontiers.

— J'avais préparé le reçu.

— Quel reçu ?

— Des trois cent mille francs que vous me confiez.

— C'est inutile !

— C'est, au contraire, très important ! Supposez qu'il m'arrive un accident, que sais-je ?

— Non, il ne vous arrivera rien de tout cela.

— Je le souhaite, mais enfin ! Gardez ce papier, c'est ma sauve-garde, j'y tiens absolument.

— Comme il vous plaira !... Je vais vous chercher les titres... Un mot encore ! Marie ne sait rien de tout cela, elle croit à des pertes d'argent, mais ne soupçonne pas la vérité...

— Pauvre enfant !

— Je reviens.

La vicomtesse monta rapidement au premier et reparut presque aussitôt, portant un paquet assez volumineux.

— Voilà, dit-elle !... Partez ce soir ; tant que cet argent est ici, j'ai sur le cœur un poids qui m'étouffe... Comment reconnaîtrai-je le service que vous nous rendez ?

— En me donnant Mlle Marie !

— Cela regarde votre colonel !... Tenez, Henri, vous êtes un noble cœur, je ne sais si jamais vous aurez le droit de m'appeler votre mère, mais pour un moment, je vous le donne. Embrassez-moi !

— Merci ! merci ! répondit le lieutenant en obéissant respectueusement à la vicomtesse... Je pars, vous recevrez de mes nouvelles dans deux jours ; dites à Mlle Marie que je veux qu'elle soit ma femme... Je ne vous demande pas de lui dire adieu, pas plus qu'à M. d'Albert ; je ne veux les revoir qu'avec des visages heureux. A bientôt, ma mère !... Vous me l'avez permis.

— Vous êtes un honnête homme, Henri, et, quoi qu'il arrive, vous aurez toujours mon affection et mon estime.

Le lieutenant serra les mains que la vicomtesse lui tendait et partit.

Lorsqu'elle fut seule, Mme d'Albert se leva, suivit des yeux, à travers les rideaux, Henri qui s'éloignait, et, revenant près du feu, y jeta le reçu que l'officier avait voulu lui laisser; puis, comme chaque fois qu'elle était triste et embarrassée, elle se mit à prier.

. . . .

. . . .

Trois jours s'écoulèrent, pas une lettre n'arriva. Le vicomte était morne, la vicomtesse anxieuse, Marie triste et résignée.

Le quatrième jour, vers le soir, un exprès apporta une dépêche, elle était ainsi conçue :

« Fixez date mariage, arriverai veille Noël, préparez réveillon, pour fêter nomination vicomte, directeur bonne compagnie d'assurance à Vannes, lettre suit.

« HENRI. »

Dans ces trois cœurs ulcérés, il y eut une détente à la lecture de ce télégramme; des pleurs, mais des pleurs de joie, recommencèrent à couler; et tandis que la mère et la fille se reprenaient à rêver de bonheur, le père se leva brusquement et quitta la maison sans dire où il allait.

Il resta longtemps absent.

Lorsqu'il rentra le soir, il prit la vicomtesse à part.

— Louise, lui dit-il, je vais vous faire plus de plaisir encore que ne vous en a causé la dépêche de ce matin. J'arrive de Vannes, de Saint-François-Xavier, l'ancien collège des Pères, et là j'ai trouvé un ami qui, au nom de Dieu, m'a pardonné! Voulez-vous que demain nous allions communier tous les trois à la chapelle de Penbock? il y viendra dire la messe à huit heures.

Pour toute réponse, la vicomtesse embrassa son mari.

Puis elle se mit à genoux, et ensemble ils remercièrent Dieu.

Le lendemain matin, la lettre annoncée arriva. Elle contenait un reçu au nom du vicomte, il l'ouvrit et lut :

« .Reçu de M. le vicomte d'Albert, la somme de trois cent mille francs, montant d'un prêt dont il m'a effectué le remboursement, le 22 décembre 1885.

« JÉROME WILVORTH.

« Esq. »

ÉPILOGUE

La veille de Noël, comme il l'avait promis, Henri de Blinois était aux Quatre-Vents.

Si on le reçut avec des transports de joie, il est inutile de le dire ; n'avait-il pas rapporté le bonheur dans la maison ?

Sa dépêche était courte, mais elle avait expliqué très clairement ce qu'il avait fait et obtenu à Paris ; aussi ne revint-on pas sur un sujet qui déjà avait occasionné tant de douleurs.

M. d'Albert n'y fit qu'une allusion.

— J'étais dans la misère morale et physique, dit-il, vous m'en avez tiré, je ne l'oublierai jamais.

— Ne parlons pas de cela, préparez-vous plutôt à venir ce soir même à Vannes, pour vous entendre avec le directeur de la Compagnie auquel vous allez succéder à partir du 1er janvier.

— Et que devient-il, lui ?

— Il doit être au comble du bonheur : il est nommé à Tours, son pays, au poste qu'il enviait depuis longtemps... A propos, chère madame, vous avez bien fixé, je suppose, la date définitive de notre mariage.

— Non, nous vous attendions pour cela.

— Le plus tôt sera le mieux ! Qu'en pensez-vous, mademoiselle ?

— Je suis de votre avis ; mais, si vous m'en croyez, nous resterons absolument en famille, nous n'inviterons que quelques rares amis.

— Tout ce que vous ferez sera bien fait.

— Voyons, dit Mme d'Albert, la date du 16 janvier vous convient-elle ? C'est un samedi.

— Admirablement !

— Eh bien ! nous allons prendre nos dispositions en conséquence ; mais que de choses à faire !

— Il faut d'abord trouver un logement à Vannes.

— Celui qu'occupe actuellement le prédécesseur de M. d'Albert est tout prêt.

— Le connaissez-vous ?

— Non, mais il doit être très convenable, la situation l'exige.

— Il ne sera peut-être que trop grand !

— Je saurais bien un moyen de tout concilier...

— Voyons...

— Vous nous en céderiez la moitié, et nous aurions le plaisir de loger tous ensemble.

— Vous avez toutes les bonnes idées, dit Mlle d'Albert en tendant la main à son fiancé. Mais nous causerons de cela plus tard, vous ne nous avez pas parlé de Paris. Y avez-vous vu beaucoup de monde ?

— Des quantités !

— De nos amis communs

— Bien entendu !

— Vous avez vu les de Tailleboy ?

— Oui !

— Pourquoi riez-vous ?

— Parce que j'ai oublié de vous annoncer une grande nouvelle, qui, du reste, n'est pas encore officielle.

— Ah ! Quelle est-elle ?

— Eh bien ! on m'a dit qu'Edgard de Tailleboy épousait Mlle Elise de Moutiers.

— Vraiment ! Est-ce bien sûr ? Qui vous a donné la nouvelle ?

— Quelqu'un de bien renseigné.

— Vous devez me trouver bien curieuse, mais je m'intéresse à cette bonne Elise ; et quel est ce quelqu'un ?

— M. de Tailleboy lui-même !

— Alors c'est absolument certain, j'en suis ravie !

— Vous en serez informée officiellement.

— Et Blanche ?

— Mlle de Tailleboy sort fort peu depuis qu'elle ne vous a plus ; vous étiez à peu près sa seule relation.

— Elle doit être enchantée du mariage de son frère !

— Je le suppose.

— Et maître Gontran ? demanda, non sans une pointe de malice, Mme d'Albert.

— Oh ! Gontran, il nous traite tous d'arriérés ; je l'ai rencontré sur le boulevard, serré dans un long pardessus à pans interminables, il me représentait absolument un merveilleux du Directoire ; il est plus que jamais dans le mouvement. On m'a dit qu'au Gresham on l'avait invité à rester chez lui, il n'y mettait jamais les pieds. Il est toujours président de son club ; il m'a soufflé dans l'oreille le dernier sobriquet ridicule dont ses amis et lui se qualifient.

— Ah ! Il est incroyable ce Gontran, il personnifie bien la jeunesse inutile et paresseuse du jour.

— Oui, les *embaumés !*

— Vous dites ?

— Les *embaumés*, c'est leur nouvelle appellation, et Gontran m'a certifié, sans rire, que le mot était très *bécarre !*

Tous levèrent doucement les épaules en souriant ; puis Mme d'Albert redevenant grave, donna le mot de la situation :

— Pauvre Gontran ! dit-elle.

— En effet ! répondit Henri sur le même ton. A propos, ajouta-t-il, autre nouvelle non moins triste: une de vos amies de pension, mademoiselle, Mme Anselme, est menacée de perdre la vue. Les Bureau sont au désespoir.

— Ah ! mon Dieu ! Et à quoi attribue-t-on cet affreux malheur ?

— A la fatigue, aux veilles prolongées.

— Que d'événements en moins de trois semaines !

— En effet ! Mais ainsi va le monde, c'est la loi de nature, dit Mme d'Albert.

Profitez donc du jour pour aller jusqu'à Vannes, ajouta-t-elle; vous reviendrez dîner avec nous et nous irons à la messe de minuit à Aradon.

— Vous avez raison, madame, nous avons le temps, avant la nuit, de régler bon nombre d'affaires. Etes-vous prêt, monsieur d'Albert ?

— Je suis à vos ordres, mon ami !

Ces messieurs prirent congé de la vicomtesse et de sa fille et s'en allèrent en suivant la côte.

— Vous nous avez parlé de tout, dit le vicomte lorsqu'ils eurent fait une centaine de pas, sauf de la chose importante. Causons à cœur ouvert.

Comment avez-vous fait pour retrouver M. Wilvorth ?

— J'étais assez embarrassé, je vous l'avoue ; j'ai fait mettre une annonce dans plusieurs journaux et j'ai attendu.

— E il est venu vous trouver ?

— Au bout de deux jours.

— Un homme grand, sec, à favoris blonds ?

— Ils ont pu être blonds jadis, mais actuellement ils sont blancs.

— Qu'a-t-il dit ?

— Il n'y pouvait pas croire; il était, me disait-il, dans la misère la plus noire; sa sœur Hélène, frappée, elle aussi, par des revers de fortune, était venue se fixer près de lui, et, trop vivement secouée par ses malheurs et un abus de morphine, tombait peu à peu dans l'idiotisme; ils étaient l'un et l'autre désespérés lorsqu'il avait lu qu'on demandait partout un M. Wilvorth pour une communication très grave à lui faire. Alors il avait mis des effets propres et était venu.

— Vous avez dit que sa sœur Hélène était idiote par l'abus de la morphine et une ruine récente ?

— Oui.

— L'avez-vous vue, cette sœur?

— Non. Il l'avait mise la veille à l'hôpital, et il m'a dit qu'il ne pensait pas qu'elle pût en avoir pour bien longtemps.

— C'est singulier !

— Quoi donc ?

— Savez-vous quelle est l'idée qui me vient à l'esprit ?... Eh bien! j'ai la conviction que cette sœur n'est autre que la fameuse Mme Birais !

— Dieu la punit sévèrement alors de sa vie de dissipation; on l'appelait l'aventurière, et le nom n'était pas exagéré.

— Non, on eût pu l'appeler... Laissons cela... Henri, Dieu fait bien ce qu'il fait.

Ils marchèrent assez longtemps en silence; puis le vicomte reprit :

— Et votre colonel ?

— Mon colonel est un digne et brave officier.

— Il sait aussi, celui-là, combien je fus coupable !

— Oui, cher monsieur, mais il sait également combien vous êtes repentant, et il m'a répété ce que j'ai toujours dit dans mon cœur : « A tout péché miséricorde ! »

FIN

BIBLIOTHÈQUE CHOISIE

NE CONTENANT QUE DES OUVRAGES IRRÉPROCHABLES
POUVANT ÊTRE MIS DANS TOUTES LES MAINS

———✦———

BALLEYDIER (Alphonse)

fr. c.

Veillées de famille. 1 vol. in-12. . . . . 2 »
Veillées de vacances. 1 vol. in-12. . . . . 2 »
Veillées du peuple. 1 vol. in-12. . . . . 2 »
Veillées du presbytère. 1 vol. in-12. . . . . . . 2 »
Veillées maritimes. 1 vol. in-12. . . . . 2 »
Veillées militaires. 1 vol. in-12. . . . . 2 »

BARRY (Dr A.)

La Fiancée du capitaine Merle. 1 vol. in-12. . . . . 2 »

BARTHÉLEMY (A. de)

Jacques de Morangeais. 1 vol. in-12. . . . . . . 2 50
L'Affuquet de la marquise. 1 vol. in-12. . . . . . 2 50
Le Double Louis d'or. 1 vol. in-12. . . . . . . 2 »

BARTHÉLEMY (Charles)

Voltaire et Rousseau jugés l'un par l'autre. 1 vol. in-12. 2 »
Erreurs et mensonges historiques. 16 vol. in-12. (Voir le
  détail pages 22 et 23). . . . . 32 »
  Chaque volume se vend séparément . . . . . 2 »
La guerre de 1870-1871. 1 vol. in-12. . . . . . . 3 »
Le Consulat et l'Empire. 1 vol. in-12 . . . . . . 3 »

BAUCHET (Gaston)

Jean Bleu. 1 vol. in-12. . . . . 3 »

BEAUREGARD (Abbé Barthélemy de)

Greffes morales sur La Fontaine. 1 vol. in-18 . . . . » 60
La Comédie universelle. 3 vol. in-8. . . . . . . 9 »

BEAUREPAIRE DE LOUVAGNY (Mme la Csse D. de)

Le Secret de la Folle. 1 vol. in-12 . . . . 2 »

BESANCENET (A. de)

Dona Gracia. 1 vol. in-12 . . . . 3 »

BEUGNY-D'HAGERUE (G. de)

Lucy. 1 vol. in-12. . . . . 3 »
Touriste et Pèlerin. 1 vol. in-12 . . . . 1 50
Mademoiselle de la Rochegauthier. 1 vol. in-12. . . . 2 »
Yvonne de Montigneul. 1 vol. in-12. . . . . . . 2 »
Claude Burget. 1 vol. in-12 . . . . 2 »
Pauvre Lady. 1 vol. in-12. . . . . 3 »

BOÜARD (Mme la Baronne de)

Anne de Kerlaudy. 1 vol. in-12 . . . . 2 »
Andréa. 1 vol. in-12. . . . . 2 »

BOUILLY (J.-N.)

Contes à ma fille. 1 vol. in-12 . . . . 2 »

BOUROTTE (Mélanie)

Tout du long. 1 vol. in-12. . . . . 2 »

BOURZEIS (Honoré de)

L'Orpheline des Ardoisières. 2 vol. in 12 . . . . . . 4 »

BUET (Charles)

Le Crime de Maltaverne. 1 vol. in-12 . . . . 3 »
Les Rois du Pays d'or. 1 vol. in-12. . . . . 3 »
Les Chevaliers de la Croix-Blanche. 1 vol in-12. . . . 3 »
L'Honneur du nom. 1 vol. in-12. . . . . 3 »
Philippe Monsieur. 1 vol. in-12. . . . . 3 »
Le Maréchal de Montmayeur. 1 vol. in-12. . . . . . 3 »
Hauteluce et Blanchelaine. 1 vol. in-12 . . . . . . 3 »
François le Balafré. 1 vol. in-12 . . . . 3 »
La Dame Noire de Myans. 1 vol. in-12. . . . . . . 2 »

BUSSEROLLE (Louis de)

Les Deux vallées. 1 vol. in-12. . . . . 2 »

C

CABALLERO (Fernan)

La Mouette. 2 vol. in-12. . . . . 4 »

CANTEL

Le Roi Polycarpe. 1 vol. in-12. . . . . 3 »

CARPENTIER (Em.)

Les Jumeaux de Lusignan. 1 vol. in-12. . . . . . 2 »
Mémoires de Barbe-Bleue. 1 vol. in-12. . . . . . 2 »
Les Vaillants cœurs. 1 vol. in-12. . . . . 2 »

CASSAN (Mme Marie)

Les Jeudis de Germaine et de Marinette. 1 vol. in-12. . 2 »
Comment on devient millionnaire. 1 vol. in-12 . . . . 3 »
Jacques Raulland. 1 vol. in-12. . . . . 2 »

CAUVIN (Jules)

Les Proscrits de 93. 1 vol. in-12 . . . . 3 »

CESENA (Amédée de)

La Maison de France. 1 broch. in-12, avec photographie
   du Comte de Paris . . . . » 30

CHANDENEUX (Claire de)

fr. c.

Les Ronces du chemin. 1 vol. in-12.	2 »
Les Terreurs de lady Suzanne. 1 vol. in-12.	3 »
Val-Regis la Grande. 1 vol. in-12.	3 »
Vaisseaux brûlés. 1 vol. in-12.	3 »
Cléricale. 1 vol. in-12.	3 »
La Vengeance de Geneviève (suite de Cléricale). 1 v. in-12.	3 »
Sans cœur. 1 vol. in-12.	3 »

CHATEAUBRIAND

Études historiques, suivies du Voyage en Amérique. 1 vol. in-12.	2 »
Le Génie du Christianisme, édition revue. 1 vol. in-12.	2 »
Itinéraire de Paris à Jérusalem, édition revue. 1 vol. in-12.	2 »
Les Martyrs, édition revue. 1 vol. in-12.	2 »

CHAUVIERRE (Patrice)

Oronoko, 1 vol. in-12.	2 »

CHAUVIGNÉ (A. de)

Recueil dramatique pour jeunes gens. 1 vol. in-12.	3 50
Théâtre de jeunes filles. 1 vol. in-12.	3 50

CHÉVÉ

Histoire complète de la Pologne. 2 vol. in-12.	4 »

COMBES (Abel)

Le Secret du Boomerang. 1 vol. in-12.	2 »
Les Colons de la Fresh. 1 vol. in-12.	3 »

COOPER (Fenimore)

ÉDITION CORRIGÉE

Le Cratère ou le Robinson américain. 1 vol. in-12.	2 »
Le Corsaire Rouge. 1 vol. in-12.	2 »
Le Dernier des Mohicans. 1 vol. in-12.	2 »
L'Écumeur de mer. 1 vol. in-12.	2 »
Le Lac Ontario. 1 vol. in-12.	2 »
Les Pionniers. 1 vol. in-12.	2 »
La Prairie. 1 vol. in-12.	2 »
Le Tueur de daims. 1 vol. in-12.	2 »

CORDIER (Alphonse)

A travers la France, l'Italie, la Suisse et l'Espagne. 1 vol. in 12.	2 »
Aventures d'une mouche. 1 vol. in-12.	2 »
Madame Elisabeth de France, ses vertus, son martyre. 1 vol. in-12.	2 »

CROLLALANZA (G. DE)

Les Compagnons de la chausse. 1 vol. in-12 . . . . . 3 »

D

DARCHE (JEAN)

Feminiana. 1 vol. in-12. . . . . 2 50

DARVILLE (LUCIEN)

Le Commencement de la fin. 1 vol. in-8 . . . . 1 »

DAVID (L'ABBÉ)

Petites études sur les livres saints. 1 vol. in-12. . . . 2 »

DELMAS (JULES)

La Neuvième croisade. 1 vol. in-12. . . . . 3 »

DESLYS (CHARLES)

La Balle d'Iéna. 1 vol. in 12. . . . . 2 »
L'Ami du village (Maître Guillaume). 1 vol. in-12. . . 2 »
Le Blessé de Gravelotte. 1 vol. in-12. . . . . . . 2 »

DES PREZ DE LA VILLE-TUAL (Mme)

La Femme d'un avocat. 1 vol. in-12. . . . . 1 50

DEVOILLE (A.)

Abeli. 1 vol. in-12. . . . . 2 »
Andréas ou le Prêtre soldat. 1 vol. in-12. . . . . . 2 »
Apostats et martyrs. 1 vol. in-12. . . . . 2 »
L'Astre du soir. 1 vol. in-12. . . . . 2 »
La Bohémienne. 1 vol. in-12. . . . . 2 »
Le Cercle de fer. 1 vol. in-12. . . . . 2 »
La Charrue et le Comptoir. 1 vol. in-12. . . . . . 2 »
Le Château de Maîche. 1 vol. in-12. . . . . . . 2 »
La Cloche de Louville. 1 vol. in-12. . . . . . . 2 »
Les Croisés. 2 vol. in-12. . . . . 4 »
La Croix du Sud. 1 vol. in-12. . . . . 2 »
La Dame de Châtillon. 1 vol. in-12. . . . . . . 2 »
Déception. 1 vol. in-12. . . . . 2 »
Les Deux Lyonnais. 1 vol. in-12. . . . . 2 »
Les Deux ombres. 1 vol. in-12. . . . . 2 »
Echos de ma lyre. 1 vol. in-12. . . . . 2 »
L'Enfant de la Providence. 1 vol. in-12. . . . . . 2 »
L'Etoile du matin. 1 vol. in-12. . . . . 2 »
L'Exilée. 1 vol. in-12. . . . . 2 »
La Fiancée de Besançon. 2 vol. in-12. . . . . . . 4 »
Le Fruit de l'arbre. 1 vol. in-12. . . . . 2 »

	fr.	c.
Iréna, la vierge lyonnaise. 2 vol. in-12.	4	»
Lucie de Poleymieux. 1 vol. in-12.	2	»
Mémoires d'un ancien serviteur. 1 vol. in-12.	2	»
Mémoires d'un curé de campagne. 1 vol. in-12.	2	»
Mémoires d'un vieux paysan. 1 vol. in-12.	2	»
Mémoires d'une mère de famille. 1 vol. in-12..	2	»
L'Œil d'une mère. 1 vol. in-12.	2	»
Les Ouvriers. 1 vol. in-12.	2	»
Le Parjure. 1 vol. in 12.	2	»
Le Paysan soldat. 1 vol. in-12.	2	»
La Prisonnière de la tour. 1 vol. in-12.	2	»
Les Prisonniers de la Terreur. 1 vol. in-12.	2	»
Le Proscrit. 1 vol. in-12.	2	»
Le Rendez-vous de famille. 1 vol. in-12.	2	»
Le Renégat. 1 vol. in 12.	2	»
Le Sac de Rome. 1 vol. in-12.	2	»
Le Siège de Paris. 1 vol. in-12.	2	»
Le Solitaire de l'île Barbe. 1 vol. in-12.	2	»
Le Terroriste. 1 vol. in-12	2	»
Le Tour de France. 1 vol. in-12.	2	»
Un Intérieur. 2 vol. in-12.	4	»
Un Rêve. 1 vol. in-12	2	»
Vengeance. 2 vol. in-12.	4	»

DIDIER (Édouard)

La Petite Modeste. 1 vol. in-12	2	»

DROHOJOWSKA (Mᵐᵉ)

Les Faux visages. 1 vol. in-12.	2	»

DUBOIS (Charles)

Sophie. 1 vol. in-12.	3	»

DU CAMPFRANC (M.)

Yves Trévirec. 1 vol in-12.	2	»
La Mission de Marguerite. 1 vol. in-12.	2	»
Rêve et Réveil. 1 vol. in-12	2	»
Edith. 1 vol. in-12.	2	»
Les Walbret. 1 vol. in-12	3	»

DU MESNIL (Vᵗᵉ H.)

Petite Grand'mère. 1 vol. in-12.	2	»

DU VALLON (Georges)

Chez les Magyars. 1 vol. in-12	2	»
Libre penseuse!... 1 vol. in-12	2	»

E

ÉNAULT (Louis)

La Circassienne. 2 vol. in-12 . . . .   fr. c.
  6 »

ESSARTS (Alf. des)

Le Roman d'un vieux garçon. 1 vol. in-12. . . . . . . 3 »

EXAUVILLEZ (B. d')

Histoire de l'abbé de Rancé, réformateur de la Trappe.
1 vol. in-12 . . . . 2 50

F

FABRY (Mme A.)

La succession du baron Dervelain. 1 vol. in-12 .   ,   •   2 »

FLEURIOT (Mlle Zénaïde)

Aigle et Colombe. 1 vol. in-12 . . . . 3 »
Histoires pour tous. 1 vol. in-12. . . . . 2 »
Les Mauvais jours. 1 vol. in-12 . . . . 2 »
Sous le joug. 1 vol. in-12 . . . . 3 »
Désertion. 1 vol in-12 . . . . 3 »

FLEURIOT-KÉRINOU (F.)

Fleurs et Rochers. 1 vol. in-12 . . . . 2 »

FOE (Daniel de)

Aventures de Robinson Crusoé. 1 vol. in-12 . . . . . . 2 »

FONTENELLES (Jacques de)

Le Baron de Kœnig. 1 vol. in-12 . . . . 2 »

FOURNIELS (Roger des)

Le Gros lot. 1 vol. in-12 . . . . 2 »
La Tache sanglante. 1 vol. in-12. . . . . 2 »

FRANCO (le R. P. Joseph)

Trois nouvelles. 1 vol. in-18 . . . . 1 75

G

GAËL (Pierre)

	fr. c.
Les Richesses de Mme Fortuné. 1 vol. in-12	2 »

GIRON (Aimé)

La Béate. 1 vol. in-12	3 »
Les Lurons de la Ganse. 1 vol. in-12	3 »
Le Manoir de Meyrial. 1 vol. in-12.	3 »
Un Mariage difficile. 1 vol. in-12	3 »
Chez l'oncle Aristide. 1 vol. in-12	3 »

GODINEAU (Abbé Fréd.)

Perles et Joyaux spirituels pour les jeunes personnes. 1 vol. in-16	2 »

GONDRY DU JARDINET

La Vierge de Walcourt. 1 vol. in-18.	» 60

GOURAUD (Mlle Julie)

Esquisses morales. 1 vol. in-18	1 75

GRANGE (Jean)

Ville et Village. 1 vol. in-12	3 »
Le Trésor du souterrain. 1 vol. in-12	2 »
Les Révélations d'un sacristain. 1 vol. in-12	2 »
La Justice du duc de Brunswick. 1 vol. in-18	1 25
Journal d'un ouvrier. 1 vol. in-12	2 »
Notes d'un commis-voyageur. 1 vol. in-12	2 »

GRIEU (René de)

Le duc d'Aumale et l'Algérie. 1 vol. in-12.	2 50

GUERRIER DE HAUPT (Mlle Marie)

Un châtelain au XIXe siècle. 1 vol. in-12.	2 »
Le Roman d'un athée. 1 vol. in 12	3 »
Le Trésor de Kermerel. 1 vol. in-12.	3 »
Grandeur et décadence du bachelier Miguel Pérez. 1 vol. in-12	3 »

H

HANN-HANN (Ctesse Ida de)

Quatre portraits. 1 vol. in-18.	1 75